ESSSTÖRUNGEN

ESSSTÖRUNGEN

Hilfe bei Anorexie, Bulimie und Binge-Eating

Anke Nolte

Stiftung Warentest

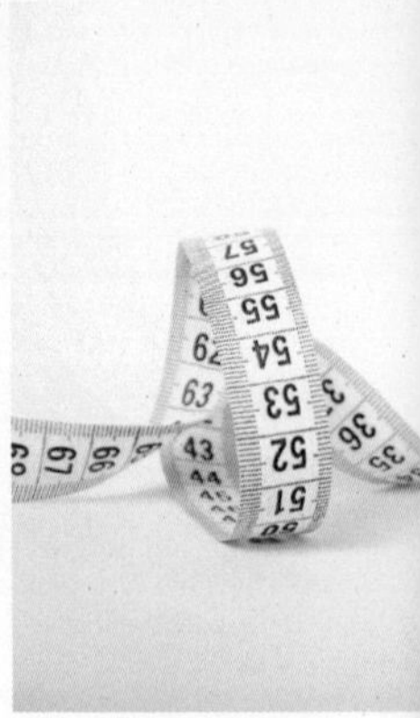

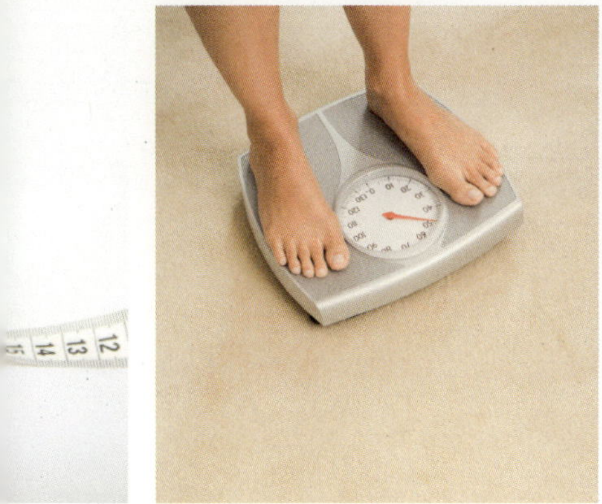

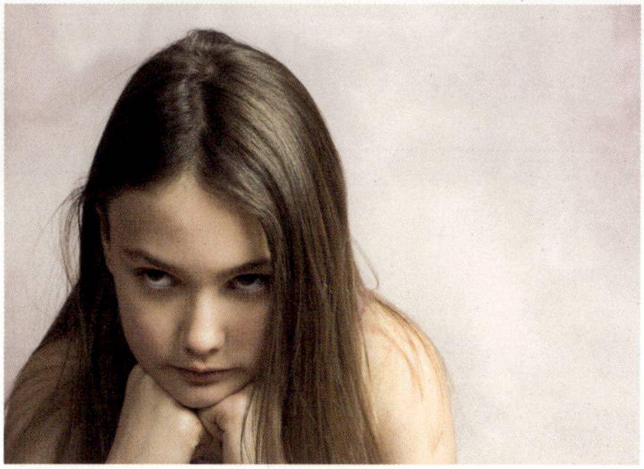

INHALT

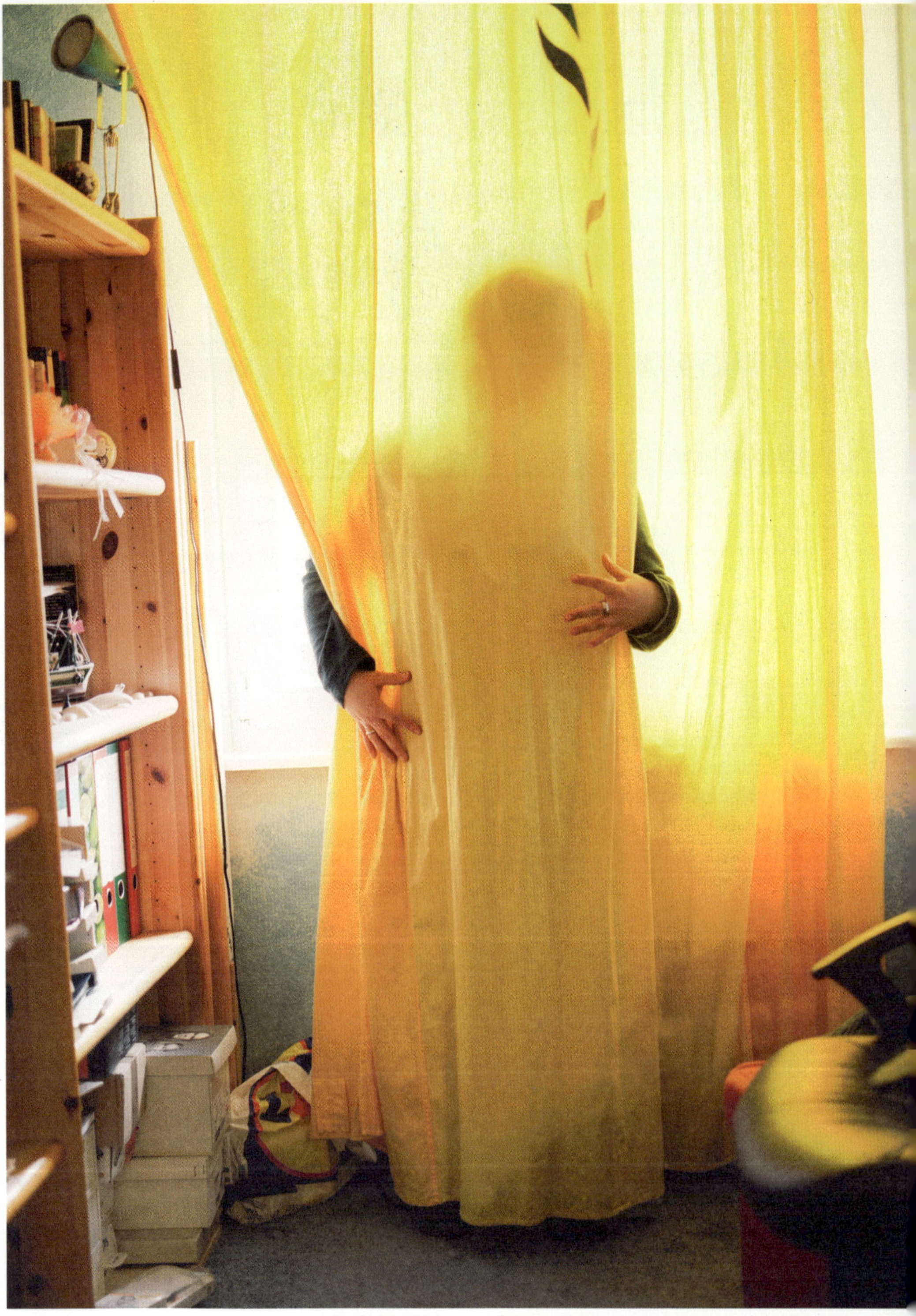

ESSSTÖRUNGEN ERKENNEN

Für Menschen mit Essstörungen hat Essen nichts mit Genuss zu tun. Hunger haben, sich aufs Essen freuen, sich ein gutes Essen gönnen, das wohlige Sattsein danach – solche Erfahrungen sind den Betroffenen gänzlich verloren gegangen. Für sie ist Essen oder Nicht-Essen zu einem Zwang geworden, in dem sie gefangen sind. Bei welchen Warnzeichen sollten Angehörige und Betroffene wie reagieren und wo gibt es Hilfe?

WAS IST (K)EINE ESSSTÖRUNG?

Essen, wenn man Hunger verspürt. Aufhören, sobald man satt ist. Es könnte so einfach sein. Viele Menschen in Überflussgesellschaften haben Schwierigkeiten, „normal" zu essen: Sie essen, auch wenn sie keinen Hunger haben. Sie essen tendenziell zu viel und zu fett. Sie essen, um sich zu beruhigen, um Ärger oder Stress herunterzuschlucken, um sich aufzuheitern. Oder sie verbieten sich bestimmte Lebensmittel, essen nach strengen, selbst erstellten Regeln oder mit schlechtem Gewissen, machen über Jahre Diäten, um ein paar Pfunde zu verlieren.

Auch wenn diese Verhaltensweisen an sich nicht zu den Essstörungen zählen: Das Überangebot an Nahrungsmitteln scheint neben vielen anderen Faktoren (Kapitel „Essstörungen erklären", S. 55) den Boden für Essstörungen zu bereiten. Untersuchungen deuten darauf hin, dass Essstörungen in westlichen Industrieländern sehr viel häufiger vorkommen als in Entwicklungs- oder Schwellenländern.

Für die drei klassischen Essstörungen – Anorexia nervosa (Magersucht), Bulimia nervosa (Ess-Brech-Sucht) und die Binge-Eating-Störung (Essanfallsstörung) – müssen bestimmte Kriterien erfüllt sein (Kapitel „Essstörungen einordnen", S. 29). Treffen nur einige, aber nicht alle Merkmale zu, spricht man von einer atypischen oder auch subklinischen, partiellen oder unspezifischen Essstörung (S. 49).

Folgende Phänomene dagegen zählen **nicht** zu einer Essstörung oder werden wegen völlig anderer Mechanismen in diesem Buch nicht berücksichtigt:

- Übergewicht, extremes Übergewicht (Adipositas, S. 47)
- Fütterstörung bei Babys, Essverweigerung bei kleinen Kindern
- gestörtes Essverhalten im Rahmen anderer psychischer Störungen (z. B. Appetitverlust bei Depressionen oder psychogenes Erbrechen bei Hypochondrie)
- Untergewicht oder Erbrechen im Rahmen körperlicher Erkrankungen (z. B. Krebserkrankungen, Magen-Darm-Erkrankungen, Infektionen)
- grenzwertiges Untergewicht bei Frauen, die von ihrer Konstitution dazu neigen.

Aufs Essen fixiert

Wer an einer Essstörung leidet – egal, ob an Magersucht, Bulimie oder Binge-Eating-Störung –, ist aufs Essen fixiert, die Gedanken kreisen ständig nur um das eine Thema, das alle anderen Lebensbereiche überlagert. „Ich konnte es gar nicht fassen, dass meine Tochter so viel Energie verwendet auf das Thema Essen", berichtet eine Mutter, nachdem ihre bulimiekranke Tochter ihr gestanden hat, dass sie den ganzen Tag zwanghaft ans Essen denke. Allerdings sind Essstörungen mehr als Probleme mit dem Essen.

Essstörungen sind schwere psychische Erkrankungen, die lebensgefährlich werden können.

Depressionen, Angststörungen, Selbstverletzungen, Selbsttötungsgedanken, Alkohol- und Drogenkonsum – häufig ist eine Essstörung noch mit einer ganzen Reihe anderer psychologischer Störungen oder Auffälligkeiten verbunden. Die Betroffenen versuchen, innere Konflikte und negative Gefühle wegzuhungern oder wegzuessen. Fasten, Essanfälle, Erbrechen – diese Verhaltensweisen dienen dazu, unangenehme Emotionen wie Stress, Angst, Niedergeschlagenheit, Verzweiflung, Einsamkeit zu vermeiden. Kurzfristig stellt sich Erleichterung ein, langfristig verselbstständigen sich die Mechanismen und gewinnen einen suchtartigen Charakter. Das Leben engt sich darauf ein, es gibt nichts anderes mehr als Essen oder Kalorienzählen.

Körperbildstörung

Die Betroffenen machen ihr Selbstwertgefühl einzig und allein von Figur und Gewicht abhängig. Sie haben das Gefühl, zu versagen, nichts wert zu sein, nicht zu genügen. Sie reduzieren sich auf ihren als hässlich empfundenen Körper und verlieren alle anderen Eigenschaften aus dem Blick. Viele Menschen sind zwar unzufrieden mit ihrer Figur, doch Untersuchungen konnten zeigen, dass essgestörte Patientinnen und Patienten nicht nur wesentlich ungücklicher mit ihrem Körper sind als die Kontrollgruppen, sondern ihren Körper auch verzerrt wahrnehmen. Diese Körperbildstörung (S. 29) ist ein zentrales Symptom der Magersucht und Bulimie. Selbst bei krassem Untergewicht empfinden Magersüchtige sich als fett, unförmig und hässlich. Auch bei einer Binge-Eating-Störung kann von einer verzerrten Körperwahrnehmung ausgegangen werden.

ZAHLEN UND PERSPEKTIVEN

In der sogenannten KiGGS-Studie (Kinder- und Jugendgesundheitssurvey) des Robert-Koch-Instituts, Berlin, wies mehr als jedes fünfte Kind im Alter von elf bis 17 Jahren Symptome einer Essstörung auf – dabei fast doppelt so viele Mädchen wie Jungs.

Die BELLA-Studie mit der gleichen Stichprobe, aber genaueren Fragen brachte ähnliche Zahlen zutage: Ein Drittel der Mädchen und immerhin auch 15 Prozent der Jungs berichteten von gestörtem Essverhalten, wie Diäten, Essanfällen, Erbrechen oder Missbrauch von Abführmitteln (S. 38). Wobei die Autorinnen und Autoren der Studie betonen, dass nicht nur untergewichtige, sondern vor allem auch übergewichtige Jugendliche diese Symptome zugaben. Die Teenager mit Übergewicht bejahten am ehesten die Frage „Machst du dir Sorgen, weil du manchmal nicht mit dem Essen aufhören kannst?", für diejenigen mit Untergewicht war die Frage „Würdest du sagen, dass Essen dein Leben beeinflusst?" besonders relevant.

Die konkreten Zahlen für das volle Krankheitsbild einer Essstörung fallen dagegen relativ klein aus: Bis zu ein Prozent der 14- bis 18-Jährigen leiden unter einer Anorexia nervosa, ein bis zwei Prozent der Mädchen und jungen Frauen unter Bulimia nervosa, und an einer Binge-Eating-Störung sind etwa drei Prozent der Frauen und Männer erkrankt.

Allerdings ist mit einer hohen Dunkelziffer zu rechnen: Viele Menschen haben ein gestörtes Essverhalten, ohne dass sie alle Kriterien einer der drei klassischen Essstörungen erfüllen. Sie leiden vielleicht, schaffen es aber, ihr Leben zu leben, ohne dass sie jemals eine psychotherapeutische Hilfe in Anspruch nehmen. Der Übergang von auffällig zu krankhaft ist fließend. Die Fachwelt geht sogar davon aus, dass atypische Essstörungen (Seite 49) die weitaus größte Gruppe von Essstörungen ausmachen.

Eine Frage des Geschlechts? Essstörungen bei Männern

Essstörungen gelten als Frauenkrankheiten. Die meisten Anorexie- und Bulimiekranken sind Mädchen oder junge Frauen. Weibliche Sozialisation und weibliche Schönheitsideale (Seite 61) scheinen Frauen für eine Essstörung zu disponieren.

Für die Geschlechtsunterschiede diskutieren Forscherinnen und Forscher auch biologische Gründe. So wächst zu Beginn der Pubertät bei Jungs die Muskelmasse, während bei Mädchen das Körperfett zunimmt – bei vielen Mädchen sorgt das für Irritationen und sie beginnen eine erste Diät. Dieser geschlechtsspezifische Unterschied in der körperlichen Entwicklung könnte die Jungen vor einer Essstörung schützen – eine mögliche Erklärung.

Eine weitere: Die hormonellen Umstellungen in der weiblichen Pubertät sind wesentlich ausgeprägter als bei der männlichen. Doch letztlich sind die genauen Mechanismen noch unklar.

Das männliche Geschlecht galt lange Zeit als Ausschlusskriterium für eine Essstörung. So ist bis heute das Ausbleiben der Menstruation (Amenorrhö) ein notwendiges Merkmal, um eine Anorexia nervosa (Seite 31) diagnostizieren zu können. Es soll allerdings demnächst gestrichen werden, auch weil man heute weiß, dass grundsätzlich auch Männer an einer Essstörung erkranken können. Immerhin sind 5 bis 10 von 100 magersüchtigen oder bulimiekranken Patienten männlich.

Der Anteil bei der Binge-Eating-Störung fällt noch wesentlich größer aus: Gut ein Drittel der Betroffenen sind Männer. Und Untersuchungen wie der Massachusetts Youth Risk Behavior Survey zeigen, dass mehr als die Hälfte (!) der männlichen Jugendlichen bemüht sind, ihr Körpergewicht und ihre Körperform zu verändern: Entweder versuchen sie, an Fettmasse abzunehmen oder – und dies ist ein Unterschied zu Mädchen und Frauen – an Muskelmasse zuzunehmen.

Mehr Muskeln

„Meine Muskeln sind wie ein Kokon, durch den keiner durchdringen kann": Viele essgestörte Männer wollen nicht schlank, sondern muskulös werden. Sie fangen an, Gewichte zu stemmen oder zu boxen, besuchen täglich ein Fitnessstudio. Zusätzlich nehmen sie Nahrungsergänzungs- und Dopingmittel ein, um den Körper perfekt zu formen. Diese männliche Variante einer Essstörung wird auch Adoniskomplex oder Muskeldysmorphie genannt.

Eine Essstörung an sich ist schambehaftet und Männer, die an einer „Frauenkrankheit" leiden, schämen sich doppelt. Ein Grund, warum sie keine oder erst spät professionelle Hilfe suchen. Tatsächlich richten sich viele Beratungsstellen explizit nur an Frauen und Mädchen. Doch es gibt auch einige Beratungsstellen (vor allem in der Suchtberatung), die für beide Geschlechter offen sind. Und in der Regel nehmen Psychotherapeutinnen und -therapeuten sowie Kliniken Mädchen und Jungs, Frauen und Männer an. In Selbsthilfegruppen (Seite 94) ist der Anteil von Männern und Frauen oft sogar ausgewogen. In einigen Städten gibt es mittlerweile Gesprächsgruppen nur für Männer und die Beratungsstelle ANAD e. V. in München hat eine eigene Männer-Wohngruppe.

Oft unterschätzt und spät erkannt

Essstörungen sind kein Schlankheitstick und kein Spleen junger Leute. „Wenn sie nur wollte, könnte sie doch einfach etwas mehr (oder weniger) essen ..." Diesem Gedanken können sich Eltern kaum verwehren, wenn sie zusehen müssen, dass ihre Tochter Nahrung verweigert. Es ist schwer zu verstehen, dass einer Essstörung nicht mit einem festen Willen, mit Überredung oder Disziplin beizukommen ist. Magersüchtigen Mädchen wird zudem

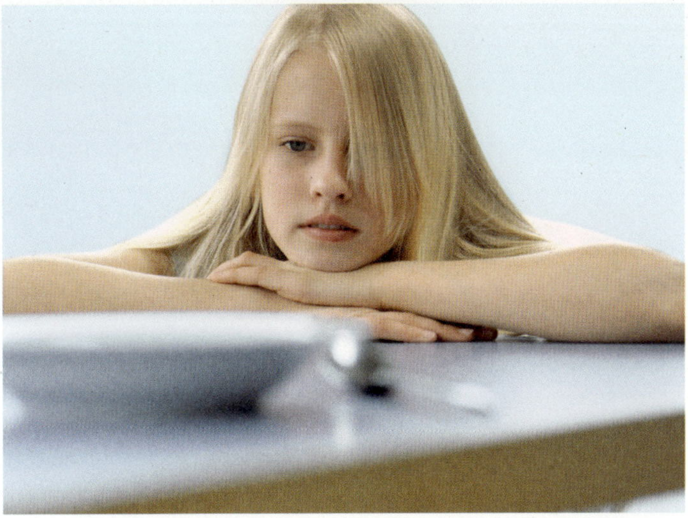

vermehrt unterstellt, „sie wollten nur Aufmerksamkeit erregen", wie eine Untersuchung zeigte.

Ähnlich schlägt es Binge-Eating-Patienten entgegen: „Wieso kann er sich nicht zusammenreißen und einfach weniger essen?" Gerade übergewichtige Menschen bekommen in unserer Gesellschaft jede Menge Vorurteile zu spüren, sie werden für träge, schlampig, unzuverlässig und dumm gehalten, wie Befragungen immer wieder zutage fördern. Dicke Kinder werden gehänselt und ausgegrenzt. Es konnte nachgewiesen werden, dass von solchen Stigmatisierungen auch Lehrerinnen und Lehrer, Ärztinnen und Ärzte sowie andere professionelle Helferinnen und Helfer nicht frei sind. Obwohl sich inzwischen die Hinweise mehren, dass unter anderem auch genetische und biologische Faktoren zur Entstehung von Essstörungen beitragen (Kapitel „Essstörungen erklären", S. 55). So wird der Krankheitswert einer Magersucht, Bulimie oder Binge-Eating-Störung infrage gestellt, der Schweregrad unterschätzt. Die Reaktionen des Umfeldes verstärken Schuld- und Schamgefühle: Studien zeigen, dass sich die meisten Erkrankten selbst verantwortlich für die Essstörung fühlen, und auch die meisten Eltern fühlen sich schuldig und zermürben sich mit Selbstvorwürfen (zu Schuldgefühlen Seiten 18 und 68).

Solche Prozesse können verhindern, dass Eltern und Betroffene mit vertrauten Menschen über die Erkrankung sprechen und sich frühzeitig professionelle Hilfe suchen. Schon bei den ersten Warnzeichen sollten Eltern, Lehrende, Partner, Angehörige, Freunde aufhorchen und reagieren (ab Seite 12). Denn ist eine Essstörung erst ausgebrochen, handelt es sich um eine komplexe, eventuell gefährliche Krankheit, die einen langwierigen Verlauf nehmen kann. Selbst bei einer guten Behandlung ist damit zu rechnen, dass Symptome zurückbleiben, dass Rückfälle auftreten, dass sich die Krankheit chronifiziert, das heißt, über viele Jahre und vielleicht sogar lebenslang mehr oder weniger bestehen bleibt. (Seite 124). Umso wichtiger, dass Betroffene und Angehörige sich gut informieren, sich an sachkundiger Stelle beraten lassen, Hilfe annehmen und dranbleiben.

Auch in scheinbar aussichtsloser Situation gilt: **Es ist zu schaffen! Jedem kann geholfen werden.**

WARNZEICHEN

Ihre Tochter isst plötzlich vegetarisch und achtet darauf, weniger zu essen? Kauft Kochbücher und liest gerne Rezepte, nimmt an den Mahlzeiten aber kaum teil? Kritisiert an ihrer Figur herum, obwohl sie überhaupt nicht übergewichtig ist? Klingt erst einmal nicht so besorgniserregend, schließlich ist es praktisch normal, dass sich Heranwachsende, und vor allem die Mädchen, Sorgen um ihre Figur und ihr Gewicht machen: Die KiGGS-Studie (Kinder- und Jugendgesundheitssurvey) des Robert-Koch-Instituts offenbarte, dass über die Hälfte der 13- bis 14-Jährigen von sich selbst sagen, sie wären gerne dünner. Doch ein solches Verhalten kann auf eine Essstörung hinweisen. Ab wann wird es „unnormal", ab wann muss man sich Sorgen machen, ab wann ist der Verdacht auf eine Essstörung berechtigt? Die Grenzen sind fließend, eine Essstörung entwickelt sich schleichend, über Wochen oder Monate. So lässt Ihr Kind vielleicht zunächst die Süßigkeiten weg, fängt mit einer Diät an, isst immer weniger, erfindet Ausreden, um noch weniger essen zu müssen. „Ich war einfach den ganzen Tag unterwegs und wenn ich abends nach Hause kam, hab ich meiner Mutter gesagt, ich hätte schon gegessen", erzählt ein betroffenes Mädchen.

Rückzug ist ein Alarmzeichen

Wenn Eltern und andere Familienangehörige, Lehrkräfte, Freundinnen und Freunde ein merkwürdiges Essverhalten beobachten, gilt es wachsam zu sein – und sofort zu handeln, wenn der Verdacht auf eine Essstörung besteht! Denn Essstörungen sind schwere seelische Erkrankungen, die auch dem Körper massiv schaden (Seiten 32, 40 und 46). Und je schneller die Krankheit erkannt und behandelt wird, desto besser sind die Heilungschancen.

AUCH JÜNGERE KINDER BETROFFEN

Da die körperliche, emotionale und soziale Entwicklung von Kindern sich nach vorne verschoben hat, kann eine Essstörung auch schon bei Neun-, Zehn- oder Elfjährigen beginnen – also noch vor der Pubertät. Die körperlichen Folgen des Hungerns sind bei jüngeren Kindern gravierender, deshalb: Suchen Sie bei Verdacht sofort einen Kinderarzt auf.

Generell lässt sich sagen: Wenn sich jemand ständig mit dem Essen und der Figur beschäftigt, eventuell sehr viel dünner oder dicker geworden ist und sich auch sonst verändert – traurig und deprimiert wirkt, sich zurückzieht, den Hobbys nicht mehr nachgeht, sich nicht mehr so viel mit Freundinnen und Freunden trifft – dann sind das Alarmzeichen. Die Verhaltensänderungen können so weit gehen, dass Sie das Gefühl haben: „Das ist nicht mehr meine Tochter/mein Sohn!" Nehmen Sie dieses Gefühl der Entfremdung ernst, genauso wie alle anderen möglichen Symptome einer Essstörung. Vor allem, wenn Ihr Kind in letzter Zeit viel abgenommen hat, sollten Sie sofort handeln! Eine Essstörung muss allerdings nicht immer mit rapidem Gewichtsverlust und Untergewicht einhergehen, wie es bei der Magersucht (Kapitel „Essstörungen einordnen“, S. 29) der Fall ist. Bei einer Bulimie (S.36) sind die Betroffenen oft normalgewichtig, bei einer Binge-Eating-Störung (S. 42) oft übergewichtig.

DER KLEINE UNTERSCHIED: SYMPTOME BEI MÄNNERN

- Die Betroffenen schätzen sich selbst als unansehnlich und schmächtig ein, obwohl sie meist schon trainierte Muskeln haben.
- Sie sind von dem zwanghaften Wunsch besetzt, den Körper muskulöser machen zu wollen.
- Sie ordnen Kontakte und berufliche Aktivitäten ihrem zwanghaften Trainingsplan unter.
- Durch den Verzicht auf einige Lebensmittel erwächst eine Gier, der irgendwann nachgegeben wird. Die Männer schämen sich für diese Essanfälle, treiben noch mehr Sport und versuchen eine noch striktere Diät.
- Sie meiden alle Situationen, bei denen andere ihren Körper sehen könnten. Oft tragen sie mehrere Lagen von Kleidung, um muskulöser zu wirken.

Quelle: Bundeszentrale für gesundheitliche Aufklärung (BZgA)

Frühzeitig ansprechen

Im täglichen Miteinander geraten erste Symptome schnell aus dem Blickfeld, zumal Verhaltensweisen wie Kalorientabellen studieren, sich vegetarisch ernähren, viel Sport treiben, Rezepte lesen eher unauffällig daherkommen und auf den ersten Blick manchmal sogar positiv erscheinen. Ein Grund dafür, dass Essstörungen oft erst spät oder gar nicht erkannt werden.

Außerdem sind die Kinder und Jugendlichen mit Essstörungen geschickt darin, ihr Problem zu vertuschen. Sie lügen, leugnen, weichen aus, erfinden Ausreden und verheimlichen. Insbesondere die Bulimie spielt sich heimlich ab, weil die Scham so groß ist.

Aber auch Magersüchtige können ihre Gewichtsabnahme gut kaschieren, indem sie zum Beispiel sehr weite, übereinandergeschichtete Kleidung anziehen („Zwiebelmädchen“) und Oberteile mit langen Ärmeln, die die dünnen Handgelenke verdecken. Immer wieder schaffen es die Kinder auch, ihre Eltern mit Sätzen wie z. B. „Andere sind doch auch so schlank“ zu beruhigen.

Zudem kann viel wertvolle Zeit dadurch verloren gehen, dass viele Eltern glauben, dass sie das Problem alleine zu Hause lösen können. Sie hoffen, dass es sich um eine vorübergehende Krise handelt, ausgelöst vielleicht durch die Pubertät und die Hormone. Doch mit einer Essstörung wird der Betroffene, wird die Familie nicht alleine fertig, dazu ist die Krankheit zu schwer, sind alle viel zu sehr miteinander verstrickt. Doch es ist verständlich, dass man eine Bedrohung erst einmal abwehrt und verdrängt und nicht glauben kann, dass „so etwas in unserer Familie vorkommt". Auch wenn Sie solche Zweifel haben: Zögern Sie nicht, Ihr Kind anzusprechen. Durch frühzeitiges Handeln können Sie verhindern, dass sich aus Auffälligkeiten eine echte Essstörung entwickelt. Lassen Sie sich nicht davon abschrecken, dass Ihre Tochter, Ihr Sohn abweisend reagiert, alles abstreitet, aggressiv wird. Bleiben Sie am Ball. Die harsche

INFO

Symptome der vier Erkrankungsbilder

Folgende Symptome können auf eine Essstörung hinweisen:

Essstörungen allgemein

Das Mädchen, der Junge/die oder der Betroffene

- hat ein großes Interesse am Kaloriengehalt der Lebensmittel. Sie oder er weiß nicht nur ganz genau, wie viel Kalorien ein halbes trockenes Brötchen oder 100 Gramm Haferflocken haben, sondern kann auch jede Aktivität – ob Treppen steigen, Joggen oder kalt duschen – in verbrauchte Kalorien umrechnen.
- teilt die Lebensmittel in „gute" und „schlechte" ein und vermeidet hochkalorisches, fetthaltiges, kohlenhydratreiches Essen. Auch eine Mahlzeit, deren Kaloriengehalt nicht genau bestimmbar ist (z. B. von jemand anderes gekochte komplexe Speise), lehnen die Betroffenen ab.
- lässt Hauptmahlzeiten weg, um Kalorien einzusparen, oder Mahlzeitbestandteile, wie die Nachspeise. Isst nicht mehr in Gemeinschaft.
- mäkelt ständig am eigenen Gewicht oder der Figur herum.
- verwendet Süßstoffe, Fettersatzstoffe, Light-Produkte.
- kauft Mittel zum Abnehmen oder Abführmittel.

Magersucht

Das Mädchen, der Junge/die oder der Betroffene

- entwickelt seltsame Essgewohnheiten, schneidet das Essen in sehr kleine Stücke, nimmt winzige Bissen zu sich, kaut jeden Bissen viele Male (mümmeln), schiebt das Essen auf dem Teller hin und her, streckt das Essen über Stunden.
- kauft gern ein, liest gern in Kochbüchern oder Rezeptzeitschriften, kocht gern, isst aber nicht mit.
- wiegt sich ständig, um das Körpergewicht engmaschig zu kontrollieren. Begutachtet Figur dauernd kritisch in Spiegeln oder Schaufenstern, nimmt Maß z. B. von Bauch- oder Oberschen-

Reaktion Ihres Kindes kann Ausdruck dafür sein, dass die Krankheitseinsicht (noch) fehlt, was charakteristisch ist für Essstörungen. Die Betroffenen brauchen solche Rückmeldungen – möglichst von verschiedenen Personen aus ihrer Umgebung –, um zu wissen, wo sie stehen und wie es um sie steht. Sie leiden selber enorm, viele spüren, dass sie nicht mehr können und wünschen sich Hilfe, auch wenn sie nach außen hin unmotiviert wirken, was insbesondere bei Magersüchtigen der Fall ist. Fragt man betroffene Mädchen, die bereits in stationärer Be-

kelumfang. (auch bei Bulimie)

- treibt auffällig viel Sport, nicht weil es Spaß macht, sondern um abzunehmen. (auch bei Bulimie)
- ist zunehmend leistungsorientiert, ist auffallend perfektionistisch, lernt nur noch für die Schule.
- zieht sich zunehmend zurück.

Bulimie

Das Mädchen, der Junge/die oder der Betroffene

- hortet Nahrung im Kinder- bzw. Jugendzimmer, die dort versteckt wird und vergammelt (auch bei Binge-Eating-Störung).
- wiegt sich ständig, um das Körpergewicht engmaschig zu kontrollieren. Begutachtet die Figur dauernd kritisch in Spiegeln oder Schaufenstern, nimmt Maß z. B. von Bauch- oder Oberschenkelumfang (auch bei Magersucht).
- Lebensmittel verschwinden aus dem Kühlschrank, leere Lebensmittelpackungen liegen herum (auch bei Binge-Eating-Störung).
- geht häufig nach dem Essen auf die Toilette.
- treibt auffällig viel Sport, nicht weil es Spaß macht, sondern um abzunehmen (auch bei Magersucht).
- gibt viel Geld für Süßigkeiten aus (auch bei einer Binge-Eating-Störung).

Binge-Eating-Störung

Das Mädchen, der Junge/die oder der Betroffene

- isst dauernd, kann mit dem Essen nicht aufhören.
- verschlingt Essen, unter Umständen in deutlich größeren Mengen als andere Menschen gleichen Alters.
- Lebensmittel verschwinden aus dem Kühlschrank, leere Lebensmittelpackungen liegen herum (auch bei Bulimie).
- hortet Nahrung im Kinder- oder Jugendzimmer. Die Lebensmittel werden dort versteckt und vergammeln (auch bei Bulimie).
- gibt viel Geld für Süßigkeiten aus (auch bei einer Bulimie).

INFO Für Lehrer und Lehrerinnen

Es ist Ihnen aufgefallen, dass eine Schülerin, ein Schüler in der letzten Zeit sehr viel an Gewicht verloren oder deutlich zugenommen hat? Dass eine Schülerin, ein Schüler auf der Klassenfahrt nach dem Essen immer sofort auf die Toilette verschwunden ist und sich auch sonst verändert hat? Nicht mehr so beliebt ist, sich nicht mehr so stark am Unterricht beteiligt, sich zurückzieht, depressiv wirkt? Beachten Sie dabei, dass gerade essgestörte Mädchen und Jungen trotz eines hohen Leidensdrucks und körperlicher Schwäche das oft hohe Leistungsniveau in der Schule noch lange aufrechterhalten können.

Das können Sie tun:

Wenn Sie den Verdacht haben, dass sich bei einer Schülerin oder einem Schüler eine Essstörung entwickelt, vergewissern Sie sich zunächst bei Ihren Kolleginnen und Kollegen, ob sie ähnliche Beobachtungen gemacht haben. Bestätigt sich Ihre Vermutung, sollten Sie zusammen besprechen, wer die Schülerin oder den Schüler anspricht. Am besten die Lehrkraft, die den besten Draht zu der oder dem Betroffenen hat.

Erkundigen Sie sich nach Beratungsstellen und anderen Hilfsmöglichkeiten in der Umgebung und besorgen Sie sich Informationsmaterial. Bei der Bundeszentrale für gesundheitliche Aufklärung erhalten Sie kostenlos Material und Adressen (Service, S. 150). Wenn es bei Ihnen im Kollegium jemanden gibt, der für Gesundheitsförderung und Suchtvorbeugung zuständig ist, kann das auch diese Kollegin oder dieser Kollege übernehmen.

Sprechen Sie die Schülerin, den Schüler unter vier Augen an, sorgen Sie dabei für eine ungestörte Gesprächssituation. Beschreiben Sie Ihre Beobachtungen und Befürchtungen möglichst sachlich, stellen Sie aber keine Diagnose! Wahrscheinlich wird die oder der Betroffene Ihren Verdacht zurückweisen – bleiben Sie aber dabei, dass Sie sich Sorgen machen. Drücken Sie ihr oder ihm Informationsmaterial in die Hand.

Wenn das Kind noch nicht volljährig ist, vereinbaren Sie einen Gesprächstermin mit den Eltern. Kündigen Sie das der Schülerin, dem Schüler vorher an, wenn möglich, sollte das Kind mit anwesend sein. Schildern Sie auch in dieser Situation möglichst klar und offen Ihre Wahrnehmungen, vermeiden Sie Schuldzuweisungen oder Belehrungen. Bestenfalls rennen Sie offene Türen ein, weil die Eltern ebenfalls schon einen Verdacht haben. Motivieren Sie dazu, eine Beratungsstelle oder einen Arzt aufzusuchen.

handlung sind, so geben sie durchaus zu, dass sie im Nachhinein froh darüber sind, dass ihre Eltern so hartnäckig waren.

Suchen Sie immer wieder das Gespräch mit Ihrem Kind, bringen Sie offen und ehrlich Ihre Betroffenheit zum Ausdruck.

ZEIT FÜR EIN GESPRÄCH
Nehmen Sie sich Zeit für das Gespräch mit Ihrem Kind. Es sollte nicht zwischen Tür und Angel und nicht beim Essen stattfinden. Drücken Sie Ihre Sorge aus, machen Sie keine Vorwürfe!

Vorwürfe sind dabei fehl am Platz, bleiben Sie bei den sogenannten Ich-Botschaften. Also nicht: „Du isst ja nichts mehr!", sondern: „Ich mache mir Sorgen um dich, weil ich den Eindruck habe, du isst viel zu wenig."

Beschreiben Sie, was Sie beobachten und versuchen Sie dabei, Bewertungen zu vermeiden. Reden Sie nicht drum herum, Sie können das Kind ruhig beim Namen nennen: „Ich glaube, du hast Magersucht." Achten Sie aber darauf, dass dabei kein abwertender Unterton mit ins Spiel kommt.

Versuchen Sie in der Schule ein Netzwerk mit regionalen Beratungsstellen, Psychologen und Kliniken zu bilden, binden Sie dabei den schulpsychologischen Dienst ein. Sicherlich ist es sinnvoll, eine Unterrichtseinheit zum Thema Essstörungen zu organisieren, viele Beratungsstellen bieten solche Informationsveranstaltungen an. Die Klasse kann auch eine Beratungsstelle besuchen. (nach: BZgA)

Für Arbeitgeber

Im Rahmen der Fürsorgepflicht sollten auch Arbeitgeber eine Mitarbeiterin oder einen Mitarbeiter ansprechen, wenn sie eine Essstörung vermuten. Allerdings gibt es bei essgestörten Kolleginnen und Kollegen oft wenig Anlass zur Klage. Denn essgestörte Menschen erledigen ihre Arbeit trotz ihrer inneren Nöte häufig sehr gut, weil sie im Allgemeinen sehr diszipliniert und perfektionistisch sind. Doch es kann Probleme in der Beziehung zu anderen Kollegen geben.

Teilen Sie der oder dem Betroffenen mit, was Sie an Auffälligkeiten oder Veränderungen in der letzten Zeit wahrgenommen haben.

Verzichten Sie dabei auf Konfrontation, Beweisführung, Etikettierung und Moralisieren. Drücken Sie stattdessen Ihre Besorgnis aus und machen Sie klar, dass Sie nicht eine Kündigung im Hinterkopf haben. Bestehen Sie aber darauf, dass die oder der Betroffene das Problem angeht.

Eine sachliche Ebene können Sie auch dadurch herstellen, dass Sie Ihrer Tochter, Ihrem Sohn Informationsmaterial in die Hand drücken oder es herumliegen lassen.

So erzählt eine ehemals magersüchtige junge Frau: „Meine Mutter hat mir ein paar Internetseiten ausgedruckt – ich hatte zu dem Zeitpunkt bereits seit etwa drei Jahren eine Essstörung und wusste, dass ich Hilfe brauchte –, daraufhin habe ich mich in eine Klinik einweisen lassen."

Die Schuldfrage

Eltern und Angehörige sollten sich nicht mit Schuldgefühlen aufhalten, denn auch das hält viele davon ab, sich an Dritte zu wenden. Studien zeigen, dass 60 Prozent der Eltern glauben, dass sie etwas falsch gemacht haben und schuld sind an der Essstörung ihres Kindes. Nähren und Ernähren gilt als archaische Mutterfunktion. „Ich fühle mich als Mutter für die Ernährung meines Kindes verantwortlich", erzählt eine Mutter. „Dass mein Kind das Essen als ganz natürliche Handlung ablehnt, ist extrem verletzend und ich habe das Gefühl, versagt zu haben." Doch bei einer Essstörung handelt es sich um eine Krankheit, die neben vielen Ursachen auch biologische Hintergründe hat (Kapitel „Essstörungen erklären", S. 55). Wenn Ihr Kind an Rheuma oder Typ 1 Diabetes erkrankt wäre, würden Sie sich dafür ja auch nicht die Schuld geben.

Außerdem: In welcher Familie werden keine Fehler gemacht, läuft nicht etwas

INFO **Was Sie nicht tun sollten**

- Sprechen Sie während einer Mahlzeit nicht über das Essverhalten Ihres Kindes.
- Konfrontieren Sie Ihre Tochter/Ihren Sohn mit Ihren Beobachtungen.
- Spionieren Sie Ihrem Kind nicht hinterher, durchsuchen Sie nicht sein Zimmer, prüfen Sie nicht, ob es in der Toilette nach Erbrochenem riecht.
- Beschreiben Sie, was Sie wahrnehmen, versuchen Sie, Bewertungen zu vermeiden.
- Signalisieren Sie kein Verständnis für den Wunsch nach Gewichtsreduktion, wenn nicht wirklich Übergewicht vorliegt. Und beginnen Sie nicht solidarisch mit der Tochter eine Diät.
- Kontrollieren Sie nicht, wie viel Ihr Kind gegessen hat, zählen Sie nicht mit ihm zusammen Kalorien, versuchen Sie nicht, gegenzusteuern.
- Bestehen Sie auf einen Arztbesuch und eine langfristige medizinische Betreuung.
- Beziehen Sie klar Position, dass eine psychotherapeutische Behandlung notwendig ist.

Nach: Dick & Dünn e.V., Beratungszentrum für Essstörungen, Berlin schief? Es gibt nicht die perfekte Familie – auch wenn es manchmal so aussieht. Es gibt viele unterschiedliche Familienkonstellationen – und in allen kommen Essstörungen vor.

Von daher bringt es gar nichts, sich innerhalb der Familie gegenseitig die Schuld zuzuschieben. Auch Lehrerinnen und Lehrer neigen häufig dazu, die Eltern als die Schuldigen auszumachen. Doch es macht überhaupt keinen Sinn, der Schuldfrage nachzugehen, denn für die Entwicklung einer Essstörung müssen viele unterschiedliche Faktoren zusammenkommen. Vielmehr ist es wichtig, zur Behandlung der Essstörung professionelle Hilfe aufzusuchen und gemeinsam an einem Strang zu ziehen.

HILFE HOLEN

Eltern, die befürchten, dass ihr Kind eine Essstörung hat, sollten so schnell wie möglich Hilfe suchen und nicht lange versuchen, alleine zurechtzukommen. Denn je mehr Kilogramm das Kind verloren hat, desto schwieriger wird es. Chronisches Untergewicht mit den vielen körperlichen und psychischen Folgen sollte unbedingt vermieden werden.

Es gilt, verständnisvoll im Gespräch zu sein, aber hart in der Sache: „Du gehst mit mir in die Beratung!" Versuchen Sie mehrmals, Ihr Kind dazu zu bewegen, mitzukommen, und machen Sie ihm klar, dass Sie nicht zuschauen wollen, wie es sich zugrunde richtet. Wenn alle Gesprächsversuche nicht fruchten, schleppen Sie Ihr Kind zur Not gegen dessen Willen zum Arzt oder in die Beratungsstelle. Viele Eltern haben Angst, in die Autonomie ihres Kindes einzugreifen. Machen Sie sich klar, dass es Ihre Pflicht ist, für eine Behandlung des Kindes zu sorgen, solange das Kind nicht volljährig ist. Sie haben die Entscheidungsgewalt!

Konkret und unkompliziert: eine Beratung

Die unschlagbaren Vorteile einer Beratung: Sie kostet nicht viel oder ist sogar kostenlos, kann ohne Formalitäten in Anspruch genommen werden, gewährt auf Wunsch Anonymität und es gibt in der Regel keine langen Wartezeiten. Eine Beratung kann auf unkomplizierte Weise eine erste Orientierung geben, aufklären, unterstützen und vermitteln. Das kann sehr entlastend sein.

Erkundigen Sie sich, ob es bei Ihnen in der Nähe eine Beratungsstelle gibt, die eine Beratung für Menschen mit Essstörungen und ihre Angehörigen anbietet. Fragen Sie im Zweifelsfall nach, ob die Beraterinnen und Berater Kenntnisse und Erfahrungen im Umgang mit Essstörungen haben. Der Bundesfachverband Essstörungen (BFE) (Service, Seite 150) empfiehlt ausdrücklich, lieber einen längeren Anfahrtsweg in Kauf zu nehmen, als sich in nicht spezialisierte Hände zu begeben. Im Idealfall handelt es sich um ein spezielles Beratungszentrum für Essstörungen. Da es davon in Deutschland nicht so viele gibt, können Sie sich auch an eine psychosoziale Beratungsstelle für Frauen, Kinder und Jugendliche oder an eine Sucht- und Drogenberatung wenden, die sich mit Essstörungen auskennt. Auch die Ambulanz einer kinder- und jugendpsychiatrischen Klinik – für Erwachsene einer psychiatrischen oder psychosomatischen Klinik – kann erste Anlaufstelle sein. In einer akuten Situation ist dort eventuell auch eine Krisensprechstunde ohne Termin möglich.

Eine Beratungsstelle können Sie aufsuchen, wenn Sie selbst an einer Essstörung erkrankt sind oder es zumindest befürchten, aber auch für Eltern, Partner, Verwandte oder nahestehende Personen, Lehrkräfte oder Betreuerinnen und Betreuer stehen die Beratungsstellen offen. Denn von einer Essstörung sind immer auch die Familie, die Partnerschaft und das Umfeld betroffen.

Je näher man einer erkrankten Person steht, desto größer ist im Allgemeinen die Verzweiflung und Hilflosigkeit. Von daher kann es gerade auch für die Angehörigen wichtig sein, eine Beratung aufzusuchen, auch ohne die oder den Betroffenen. Oft kommt die Tochter, der Sohn später freiwillig mit in die Beratung (Interview S. 24).

Was Ihnen eine Beratungsstelle vor allem bietet: Sie bekommen dort ganz konkrete Hilfestellung – für Fragen wie: Handelt es sich wirklich um eine Essstörung? Wie motiviere ich mein Kind, sich in eine Behandlung zu begeben? Wie finde ich eine für mich geeignete Therapie? Konkrete Tipps für den tagtäglichen Umgang mit der oder dem Erkrankten sind für Angehörige oft besonders wichtig. Mit Betroffenen wird vor allem an der Motivation gearbeitet, sich in eine Behandlung zu begeben.

Professionelles Netzwerk

In der Regel verfügen Beratungsstellen über ein gutes Netzwerk von Therapeutinnen und Therapeuten, Hausärztinnen und Hausärzten, Fachärztinnen und Fachärzten (für Psychiatrie und Psychotherapie, Kinder- und Jugendpsychiatrie und -psychotherapie, Innere Medizin, Gynäkologie, Kinderheilkunde, Zahnheilkunde), Kliniken und Selbsthilfegruppen. Auch Schuldnerberatungsstellen (viele von Bulimie Betroffene sind wegen der hohen Lebensmittelkosten verschuldet) und Drogenberatungsstellen (manchmal haben essgestörte Menschen zusätzlich z. B. ein Alkoholproblem), schulpsychologische Dienste oder Wohngemeinschaften beispielsweise sind unter Umständen in das Netzwerk eingebunden.

Manche Einrichtungen führen selbst psychotherapeutische Behandlungen (Seite 95) durch oder bieten in Zusammenarbeit mit anderen Einrichtungen Ernährungsberatung (Seite 102) oder Körpertherapie an (Seite 104) an.

Die Beratungsstellen können die verschiedenen Angebote koordinieren und stehen auch während des gesamten Behandlungsverlaufs zur Verfügung – sie können als „roter Faden" dienen für Angehörige und Betroffene. Wartezeiten auf einen Behandlungsplatz können auf diese Weise gut überbrückt werden. Oft bieten Beratungsstellen nicht nur Einzelberatung an, sondern auch Gruppenberatung für Betroffene, Familien- und Paarberatung sowie Gruppen für Eltern, Partner, Verwandte, Freunde.

Falls die Beratungsstelle eine Kostenbeteiligung verlangt, ist es möglich, dass die Krankenkasse die Kosten erstattet.

BIN ICH SCHULD?
Die Aufgabe von Ärzten, Therapeuten und Beratern ist es, die Angehörigen bei der Frage nach Schuld und Versagen zu entlasten. Doch Eltern haben immer mal wieder das Gefühl, dass ihnen mehr oder weniger subtil die Schuld daran gegeben wird, dass bei ihrem Kind eine Essstörung entstanden ist. In diesem Fall sollten die Eltern ihr Gegenüber darauf ansprechen, denn oft war es so nicht gemeint oder es handelt sich um ein Missverständnis.

Beratung per Telefon

Wenn Ihnen ein persönliches Gespräch zu nah ist oder es keine Beratungsstelle in Ihrer Nähe gibt, können Sie auch eine telefonische Beratung in Anspruch nehmen, die von einigen Beratungseinrichtungen angeboten wird und auf Wunsch anonym erfolgt. Auch die Bundeszentrale für gesundheitliche Aufklärung (BZgA) sowie verschiedene öffentliche Träger oder private Anbieter ermöglichen eine Beratung per Telefon. Aber Achtung: Private Anbieter berechnen oft eine erhöhte Telefonge-

INFO **Qualitätsgesicherte Angebote**

Angebote zu Prävention, Beratung und Behandlung von Essstörungen finden Sie für das gesamte Bundesgebiet in der Online-Datenbank der Bundeszentrale für gesundheitliche Aufklärung (BZgA):
www.hilfe-essstoerungen.de
Dort sind nur Adressen zu finden, die den Qualitätskriterien entsprechen, die die BZgA zusammen mit dem Bundesfachverband Essstörungen (BFE) entwickelt hat. So sollte es zum Beispiel geregelte Öffnungszeiten geben und auch Kontakt über Telefon oder E-Mail möglich sein. Es sollten Fachleute beraten, die eine psychologische, psychotherapeutische, medizinische, sozialpädagogische oder verwandte Ausbildung haben und im Bereich Essstörungen besonders geschult sind.

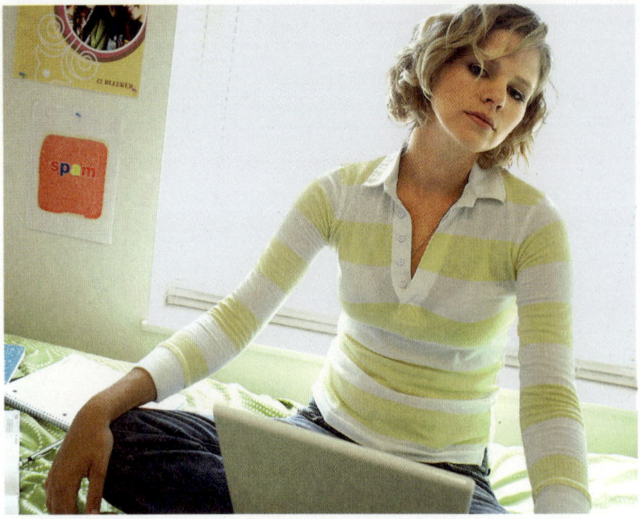

bühr. Eine telefonische Beratung kann zur ersten Orientierung dienen oder in akuten Situationen weiterhelfen und Beratungsstellen vermitteln.

TELEFONBERATUNG DER BZGA
Das Beratungstelefon der BZgA steht Ihnen in allen Fragen rund um Essstörungen und Adipositas zur Verfügung: Tel. 0221/892031 (Preise entsprechend Ihres Telefonanbieters), Mo–Do 10–22 Uhr, Fr–So 10–18 Uhr.

Beratung im Internet

Schnell, allerorts, unkompliziert, kurzfristig, kostenlos – gerade Jugendliche können im Internet eine erste Anlaufstelle finden. Doch auch für erwachsene Betroffene und Angehörige kann eine Online-Beratung infrage kommen, insbesondere wenn ihre Region nicht mit einer Beratungsstelle versorgt ist. Die Online-Beratung umfasst E-Mail-Beratung, Einzelchat, Gruppenchat und Online-Foren. Per Internet haben die Ratsuchenden die größte Freiheit, selbst zu entscheiden, was sie über sich mitteilen wollen. Oder anders ausgedrückt: Sie haben die volle Kontrolle, was gerade für essgestörte Menschen sehr wichtig ist. Aber gleich vorweg: Online-Beratung ersetzt kein persönliches Beratungsgespräch, bei dem die individuelle Situation genauer abgeklärt und mehr in die Tiefe gegangen werden kann.

E-Mail: Um anonym zu bleiben, können Sie sich extra eine E-Mail-Adresse im Internet einrichten, bei manchen Portalen ist auch eine anonyme Anfrage ohne Angabe einer E-Mail-Adresse mittels einer speziellen Software möglich. Wann eine E-Mail beantwortet wird, hängt vom Beratungsanbieter ab.

Einzelchat: Beim Chatten erhält die oder der Ratsuchende sofort Antwort. Termine werden entweder individuell gebucht oder es gibt einen Chat zu einer allgemein festgelegten Zeit. Bei dem allgemeinen Termin können andere Ratsuchende den Schriftverkehr mitverfolgen, es sei denn, der Austausch wird zu persönlich, sodass der Anbieter einen gesicherten Beratungsraum zur Verfügung stellt.

Gruppenchat: Hier können sich Ratsuchende – ggf. anonym – austauschen, Zuspruch und Solidarität erfahren. Das Thema wird vorher festgelegt, die Diskussion moderiert. Man muss sich vorher anmelden, da die Teilnehmerzahl begrenzt ist, und bestimmte Regeln im Umgangston müssen eingehalten werden.

WARNUNG
Vorsicht ist bei sogenannten Pro-Ana- oder Pro-Mia-Seiten geboten, die Essstörungen glorifizieren (siehe auch Seite 93). Ana steht für Anorexie, Mia für Bulimie. Das Bundesministerium für Familien, Senioren, Frauen und Jugend hat unter dem Titel „Gegen Verherrlichung von Essstörungen im Internet" einen Ratgeber herausgegeben, der kostenlos auf den Internetseiten des BMFSFJ bestellt werden kann (www.bmfsfj.de).

Diskussionsforum: Hier kann man Beiträge schreiben, wann man möchte. Vorher muss man sich einloggen und erhält einen Benutzernamen. Wie bei der Chat-Beratung müssen bestimmte Regeln beachtet werden. Es besteht die Möglichkeit einer passiven Teilnahme: Die Fragen und Antworten der anderen Teilnehmer können gelesen werden, man tritt aber selbst nicht in Erscheinung.

Da die Qualität des Anbieters im Internet nicht immer ersichtlich ist, empfiehlt die BZgA, auf folgende Punkte zu achten.

- Beim Chatten darf nicht über das Gewicht oder über Methoden des Abnehmens gesprochen werden. Es dürfen keine Ratschläge zum Abnehmen gegeben werden.
- Seriöse Internetseiten bieten Chats, die von Fachleuten moderiert werden.
- Im Impressum wird deutlich, wer hinter der Webseite steht.
- Seriöse Internetseiten zeigen eindeutig, ob und welche Kosten entstehen.
- Wenn Portale Mitglied im Bundesfachverband Essstörungen (BFE) sind, spricht das für sie.
- Außerdem geben seriöse Internetseiten immer Tipps, wie man aus der Essstörung wieder herauskommen kann.

Empfehlenswerte Adressen finden Sie im Serviceteil (Seite 150).

Medizinische Untersuchung

Sie sollten in jedem Fall bei Verdacht oder einer Diagnose möglichst schnell auch den Kinderarzt oder die Hausärztin aufsuchen. Denn für die Diagnostik einer Essstörung (Seite 29) ist eine umfangreiche medizinische Untersuchung notwendig. Die ist auch wichtig, um körperliche Komplikationen zu vermeiden oder frühzeitig zu erkennen. So müssen zum Beispiel ein EKG gemacht und verschiedene Laborwerte wie Blutbild oder Elektrolyte erfasst werden. Die Ärztin oder der Arzt sollte auch abklären, ob es sich um eine Gewichtsabnahme im Rahmen zum Beispiel einer schweren Depression oder anderer körperlicher Erkrankungen handelt.

Hausärztinnen und Hausärzte haben häufig Hemmungen, psychische Erkrankungen anzusprechen – sprechen Sie Ihren Verdacht aus. Wenn Sie das Gefühl haben, dass Ihre Ärztin, Ihr Arzt sich mit Essstörungen wenig auskennt, suchen Sie einen Spezialisten (z. B. eine Praxis für Kinder- und Jugendpsychiatrie oder für Psychiatrie) oder eine Fachambulanz an einer Klinik auf.

INTERVIEW „Motivieren kann man trainieren"

Interview mit Sylvia Baeck, Geschäftsführerin der Beratungsstelle für Essstörungen Dick & Dünn e. V. in Berlin.
Vor über 20 Jahren hat sie die Beratungsstelle gegründet und ist für ihr Engagement in Sachen Essstörungen 2006 mit dem Verdienstorden der Bundesrepublik Deutschland ausgezeichnet worden.

Bei essgestörten Menschen fehlt häufig die Krankheitseinsicht. Wie können Eltern – oder auch Partner, Angehörige, Freunde – dazu motivieren, sich in eine Behandlung zu begeben?
Die Motivationsarbeit steht im Zentrum der Beratung, denn Motivieren kann man trainieren. Die Eltern – oder eben auch andere Menschen aus dem Umfeld – müssen sich über die Krankheit informieren und dann in kleinen Happen die oder den Betroffenen mit ihrem Wissen konfrontieren.
Das erfolgt in drei Schritten.

- Erstens: die Wahrnehmungen mitteilen. Zum Beispiel: „Ich nehme wahr, dass du immer total sauer wirst, wenn ich dich auf dein Essverhalten anspreche."
- Zweitens: einen Zusammenhang mit Essstörung herstellen. Zum Beispiel: „Ich vermute, dass du magersüchtig bist."
- Drittens: auf Hilfsangebote hinweisen. Zum Beispiel: „Ich glaube, du brauchst professionelle Hilfe."

Dabei müssen die Eltern akzeptieren, dass sie ihrem Kind selber nicht helfen können, und das ist sehr schmerzhaft.

Sie sprechen von „den Eltern". Sollten möglichst Mutter und Vater zusammen in die Beratung kommen?
Ja, das ist uns am liebsten, die Väter gehören mit ins Boot. Denn die Eltern dürfen sich nicht spalten lassen. Es bringt nichts, wenn die Mutter versucht, ihr Verhalten zu ändern, und der Vater arbeitet dagegen. Wenn beide kommen, kann die Beraterin, der Berater beide Elternteile auf ähnliche Verhaltensweisen eintakten und schauen, wer die meisten Ressourcen hat. Oft ist die Mutter am Ende ihrer Kraft. Dann spreche ich den Vater an: „Sie sind jetzt dafür zuständig, dass Ihre Tochter zum Arzt geht."

Wie schafft man es dann konkret, die oder den Betroffenen dazu zu bewegen, mit zum Arzt zu kommen?
Vorweg: Auf eine medizinische Untersuchung lassen sich die Kinder meistens ein. Die Eltern dürfen sich durch die unwirschen Reaktionen ihres Kindes nur nicht einschüchtern lassen. Sie müssen einen Arztbesuch einfordern, am besten mit einer Deadline: „Bis zu dem und dem Datum musst du beim Arzt gewesen sein." Meistens kriegen es die Eltern nach der ersten oder zweiten Beratungsstunde hin, dass ihr Kind eine Ärztin oder einen Arzt aufsucht.

Ein Arztbesuch bedeutet ja noch keine Therapie. Wie geht es weiter?
Immerhin schafft ein Arztbesuch ja schon eine gewisse Krankheitseinsicht,

Akute Gefahr

Gehen Sie umgehend zu einem Arzt, wenn das Gewicht in letzter Zeit rapide gesunken ist und/oder Ihr Kind stark an Vitalität verloren hat. Das merken Sie daran, dass Ihre Tochter, Ihr Sohn sehr leise spricht und schnell anfängt zu weinen. Auch wenn Sie befürchten, dass Ihr Kind oder Angehöriger an Selbstmord denkt, sollten Sie handeln: Suchen Sie eine Beratungsstelle auf, wo Sie Adressen von Kriseninterventionsstationen oder -einrichtungen erfahren können. Weitere Anlaufstelle ist die Telefonseelsorge: 0800/1 110 111 oder 0800/1 110 222 (kostenfrei, rund um die Uhr), wo die Betroffenen natürlich auch selber anrufen können. Eltern können sich auch an eine Praxis oder Klinik für Kinder- und Jugendpsychiatrie und -psychotherapie wenden.

Eine Anlaufstelle für Betroffene oder Angehörige ist auch Neuhland, eine Einrichtung, die auf Krisenintervention bei Kindern und Jugendlichen spezialisiert ist: Tel. 030/8 730 111 (Mo–Fr 9–18 Uhr), post@neuhland.de. Bei Neuhland können die Jugendlichen auch eine Chat-Beratung buchen.

zumal die Ärztin oder der Arzt die Betroffene oder den Betroffenen regelmäßig einbestellen sollte. Zudem müssen auch zu Hause bestimmte Verhaltensweisen eingeübt werden, um einen gewissen Druck aufzubauen und um ein Verhalten zu vermeiden, das die Krankheit aufrechterhält. Zum Beispiel ist es wichtig, wie gewohnt einzukaufen und zu essen und nicht auf die Wünsche der oder des Betroffenen einzugehen. Das müssen sich Eltern trauen und dürfen nicht bei einem Wutanfall der Tochter den Kopf einziehen. In der Beratung stützen wir die Eltern bei solchen Veränderungen. Übrigens dauert es maximal drei Monate und die betroffenen Töchter oder Söhne kommen mit in die Beratung, weil sie wissen wollen, was dort vor sich geht.

Und wenn es in der Nähe keine Beratungsstelle gibt?

Eltern, Angehörige, Freunde können eine Beratungsstelle auch erst einmal anrufen und um eine telefonische Beratung bitten. Wir bieten außerdem eine Online-Gruppe für Eltern an. Ich würde empfehlen, auch eine weitere Anreise zu einer Beratungsstelle in Kauf zu nehmen. Einmal im Monat eine Beratung, das reicht.

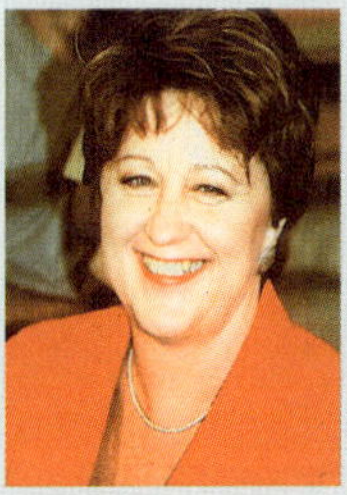

Sylvia Baeck

Bei akuter Suizidgefahr verständigen Sie bitte die Polizei (Tel. 110). (Mehr zur Suizidgefahr Seite 133 bei Depressionen.)

Bin ich essgestört?

„Ich war nur noch mit Hungern beschäftigt." „Das ist kein Leben, nur noch ein Dahinvegetieren." „Ich fühle mich total wertlos." „Es ist alles scheiße." „Ich verbiete mir alles, was mir guttun würde." Aussagen von Mädchen und Frauen, die unter einer Essstörung leiden. Nicht mehr ausschließlich ans Essen bzw. Nicht-Essen denken zu müssen, sich von dieser Obsession zu befreien und den Kopf wieder freizubekommen, nicht mehr so isoliert zu sein, vielleicht eine Partnerschaft eingehen zu können – das alles kann eine Motivation sein, sich Hilfe zu holen. „Ich möchte leben und genießen können. Auf einer Bank sitzen und den Vögeln zuhören", erzählt eine junge Frau, die seit vielen Jahren magersüchtig ist.

Doch Essstörungen sind mit starken Autonomie- und Schamkonflikten verbunden. Das Aufsuchen einer Beratungsstelle, eines Therapeuten, einer Klinik bedeutet oftmals eine Kapitulation. Es kommen Gedanken auf wie: „Ich habe die Kontrolle aufgegeben." „Ich habe meinen eigenen Körper und das eigene Leben nicht mehr im Griff." Doch es ist Ihre Entscheidung, sich in eine Therapie zu begeben, und Sie treffen auch – gemeinsam mit dem Berater, der Therapeutin oder dem Arzt – alle wichtigen Therapieentscheidungen. Zusammen wägen Sie alle Vor- und Nachteile von Veränderungen ab, Ihre Bedenken werden immer berücksichtigt und ernst genommen. Sie werden nicht dazu gezwungen, Ihr Essverhalten aufzugeben – im Gegenteil: Die Symptome werden sogar noch gebraucht, um damit zu arbeiten. In einer Beratung oder Therapie sind Sie in der komfortablen Situation, dass es ausschließlich um Sie geht, um Ihre Ängste, um Ihre Verzweiflung, um Ihre Bedürfnisse, Wünsche, Vorstellungen. Ihr Gegenüber wird sich bemühen, sich in Ihre Situation einzufühlen, wird gemeinsam mit Ihnen nach Auswegen suchen, konkrete Tipps geben und Ihnen viele Informationen über die Krankheit vermitteln. Sie werden kennenlernen, was Sie sonst noch ausmacht außer der Essstörung. Sie werden lernen, sich mit Ihrer gesunden Seite zu verbünden und gleichzeitig mit Ihren kranken Anteilen mitzugehen. Sie werden merken, dass Ihre Scham- und Schuldgefühle nicht berechtigt sind, weil es sich um eine Krankheit handelt. Sie sind nicht verantwortlich für den Ausbruch der Krankheit, doch Sie können Verantwortung dafür übernehmen, dass Sie wieder gesund werden.

CHECK FÜR JUGENDLICHE

Mit dem „Bodycheck" der Bundeszentrale für gesundheitliche Aufklärung (BZgA) können Jugendliche ihr Essverhalten im Internet selbst analysieren: www.bodycheck.bzga.de

CHECKLISTE: Können Sie essen genießen?

„Mir kam mein Essverhalten in dem Moment komisch vor, als ich merkte, dass ich keine Tortellini mehr gegessen habe. Das war nämlich immer mein Lieblingsessen." Daran hat ein Mädchen gemerkt, dass sie unter einer Essstörung leidet. Ihnen kommt Ihr Essverhalten auch komisch vor? Sie denken, wenn Sie nur dünner wären, wären Sie glücklich? Testen Sie, ob Sie unter einer Essstörung leiden oder gefährdet sind, eine zu entwickeln.

1. Können Sie Essen genießen?
☐ Ja ☐ Nein

2. Essen Sie in der Regel das, worauf Sie Appetit haben?
☐ Ja ☐ Nein

3. Essen Sie sich meist satt?
☐ Ja ☐ Nein

4. Sind Sie zufrieden mit Ihrem Gewicht?
☐ Ja ☐ Nein

5. Kontrollieren Sie regelmäßig Ihr Gewicht?
☐ Ja ☐ Nein

6. Sind Bauch/Beine/Po/Oberschenkel Ihre Problemzonen?
☐ Ja ☐ Nein

7. Kreisen Ihre Gedanken ständig um Essen oder Nicht-Essen?
☐ Ja ☐ Nein

8. Zählen Sie Kalorien?
☐ Ja ☐ Nein

9. Haben Sie in den letzten Jahren Diäten gemacht?
☐ Ja ☐ Nein

10. Haben Sie in den letzten Jahren überwiegend kontrolliert gegessen?
☐ Ja ☐ Nein

11. Hatten Sie in Ihrer Pubertät Phasen gestörten Essverhaltens?
☐ Ja ☐ Nein

12. Haben Sie mehrmals wöchentlich einen Kontrollverlust beim Essen?
☐ Ja ☐ Nein

13. Nehmen Sie regelmäßig Abführmittel?
☐ Ja ☐ Nein

14. Treiben Sie täglich länger als eine Stunde Sport?
☐ Ja ☐ Nein

Auflösung:

- Wenn Sie die Fragen 1–4 mit Ja beantworten, ist das ein positives Zeichen. Es ist unwahrscheinlich, dass Sie unter einer Essstörung leiden.
- Wenn Sie mehr als vier Ja-Antworten bei den Fragen 5–14 ankreuzen, sind sie zumindest gefährdet und haben keinen entspannten Umgang mit dem Essen. Eine Beratung wäre sinnvoll.
- Wenn Sie mehr als sechs Fragen von 5–14 mit Ja beantworten, sollten Sie sich unbedingt Hilfe holen.

Quelle: www.dick-und-duenn-berlin.de

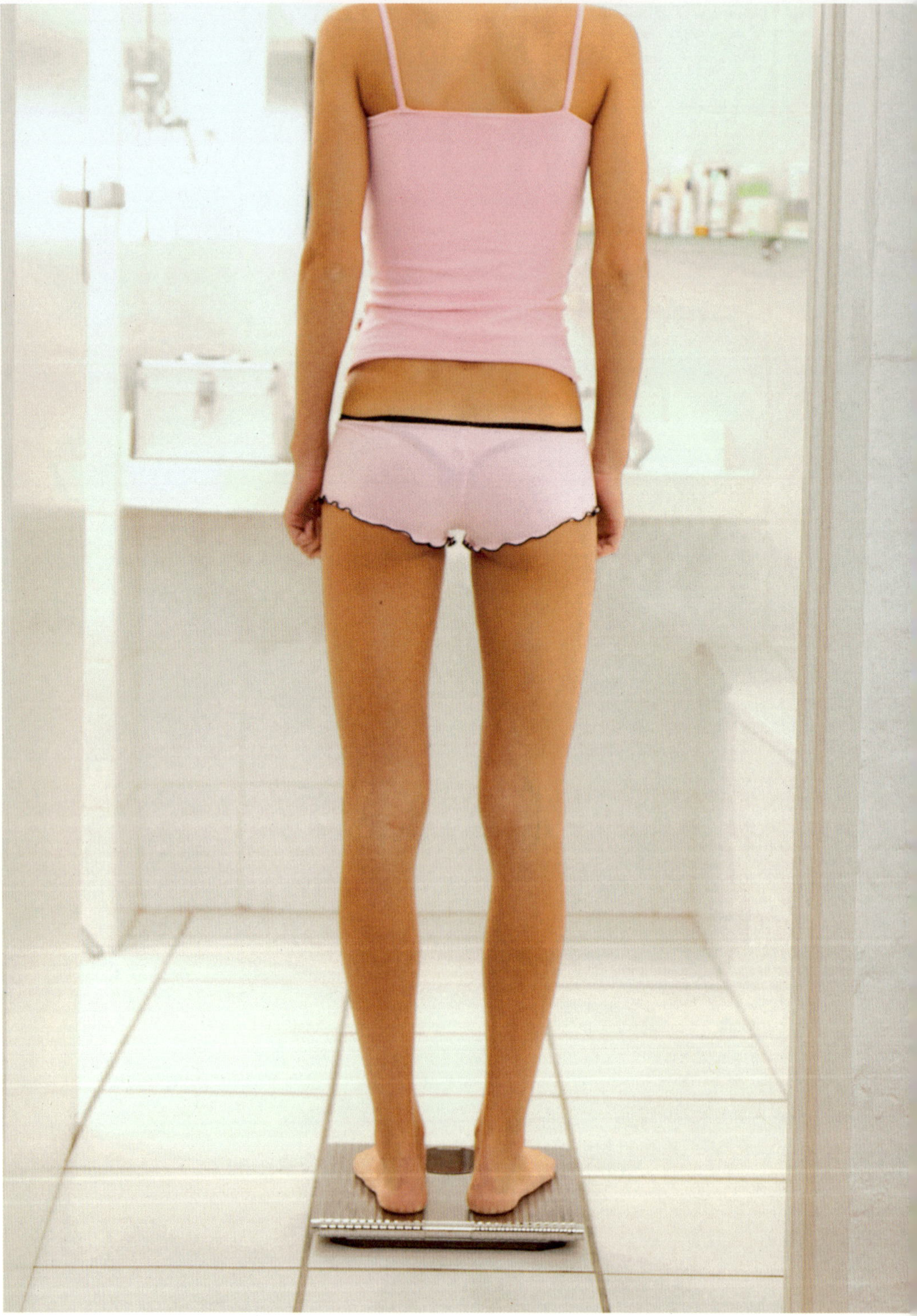

ESSSTÖRUNGEN EINORDNEN

Hungern, Essanfälle, Erbrechen, exzessiver Sport oder Missbrauch von Medikamenten – wie macht sich welche Essstörung bemerkbar? Welche körperlichen Folgen sind bleibend, welche bilden sich mit einer Besserung wieder zurück? Oft sind nicht alle Kriterien einer der klassischen drei Essstörungen erfüllt, eine kann in eine andere übergehen und es gibt noch andere Formen von Essstörungen. Einblicke in Krankheitsbilder, Kriterien und Klassifikationssysteme.

MAGERSUCHT: LEBEN AUF SPARFLAMME

„Das Einzige, was ich kontrollieren kann, ist mein Gewicht."
„Es gab nichts anderes, außer: Kalorienzählen und Lernen."

Alle Probleme scheinen gelöst, wenn der Körper erst dünn ist. Von dieser Illusion sind magersüchtige Menschen besetzt. Deshalb steht im Zentrum dieser Essstörung der Gewichtsverlust – und die Betroffenen werden dünner und dünner. Manchmal rasant, manchmal langsam, aber beständig.

Symptome

Die magersüchtigen Mädchen (und Jungen) lassen zunächst kalorienhaltige Nahrungsmittel weg und bevorzugen Obst, Gemüse, Vollkornbrot und Diätkost. Viele werden zu Vegetariern. Die Lebensmittel teilen sie in vermeintlich „gesunde" und „ungesunde" ein: Fettreiches Essen, Süßigkeiten oder Kuchen zum Beispiel verbieten sie sich meistens. Dieses zunächst harmlos wirkende Diätverhalten findet bei Angehörigen, Freunden und anderen Bezugspersonen häufig Zuspruch, was die Betroffenen dazu ermuntert, weiterzumachen. Viele entwickeln ein auffälliges Essverhalten: Sie essen extrem langsam (mümmeln), zerschneiden das Essen in kleinste Teile oder beharren auf einer festen Zusammenstellung der Nahrungsmittel, von der nicht abgewichen werden darf. Weitere Auffälligkeiten finden Sie im Kapitel „Essstörungen erklären", S. 55.

Im weiteren Verlauf lassen die Mädchen und Frauen ganze Mahlzeiten weg, vor allem Kinder und Jugendliche stellen sogar das Trinken ein. Trotz offensichtlicher Unterernährung fühlen sie sich immer noch „unförmig" und „fett" – ein Symptom, das die Fachleute Körperschemastörung nennen (Seite 8). Ständig überprüfen sie Gewicht und Körpermaße („bodychecking"): im Spiegel, im Schaufenster, mit Maßband, auf der Waage. Es gibt keine Grenze nach unten, sie nehmen weiterhin ab bis hin zu lebensbedrohlichen Zuständen.

ACHTUNG: GEWICHTSVERLAUF

Achten Sie auf den Gewichtsverlauf, nicht nur auf das aktuelle Gewicht. War die oder der Betroffene übergewichtig und hat innerhalb einer überschaubaren Zeitspanne deutlich abgenommen, kann das auch ein Hinweis auf eine Essstörung (Magersucht) sein – selbst wenn die- oder derjenige dann normalgewichtig ist. Auch wenn Ihr Kind zwar nicht abnimmt, aber nicht altersgemäß zunimmt, sollten Sie aufmerksam werden.

„Anorexia nervosa" lautet die korrekte medizinische Bezeichnung für die Magersucht. Der Zusatz „nervosa" weist darauf hin, dass es sich um eine psychosomatische Erkrankung handelt. „Anorexie" kommt aus dem Griechischen „anorektein", was so viel heißt wie „ohne Appetit". Allerdings leiden die Mädchen und Frauen nicht unter Appetitlosigkeit, sie haben zunächst durchaus Hunger, doch unterdrücken sie jegliches Hungergefühl. „Ich liebe Essen", so ein magersüchtiges Mädchen. Eine Erklärung für das Paradox, dass die Betroffenen gerne Rezepte sammeln, für andere kochen und liebevoll den Tisch decken – obwohl sie selbst nichts zu sich nehmen wollen.

Zählen statt essen

Essen bedeutet Kalorienzählen. „Irgendwann habe ich nur noch 350 Kalorien am Tag zu mir genommen", berichtet ein ehemals magersüchtiges Mädchen. „Wenn es 400 waren, hatte ich ein schlechtes Gewissen." Zum Vergleich: 2200 bis 2800 Kalorien gelten für 14- bis 18-jährige Mädchen als normal. Wie so viele versuchte auch dieses Mädchen das Abnehmen durch exzessiven Sport zu beschleunigen, ist jeden Abend in ihrem Zimmer auf der Stelle gelaufen, absolvierte zig Sit-ups und Liegestützen – bis sie irgendwann zu schwach dazu war. Dann hat sie noch mehr am Essen gespart. Manche versuchen auch durch Frieren mehr Energie zu verbrennen und ziehen sich vor allem im Winter extra dünn an.

Bei etwa 60 Prozent der Magersüchtigen kommt es zu Heißhungeranfällen, weil sie irgendwann ihre Gier nach Nahrung nicht mehr unterdrücken oder dem Drängen der Eltern nicht mehr standhalten können. Solche Essattacken machen sie „ungeschehen", indem sie erbrechen oder Abführmittel oder andere Medikamente (Seite 127) einnehmen. An dieser Stelle gibt es Überschneidungen zur Bulimia nervosa, deshalb sprechen Fachleute vom „bulimischen Typ". Etwa jede fünfte Magersüchtige wird im Verlauf der Erkrankung zur richtigen Bulimikerin. Einige Magersüchtige erbrechen oder führen mithilfe von Medikamenten ab, auch ohne Essanfälle zu haben. Magersüchtige, die ausschließlich fasten – eventuell in Kombination mit verstärkter körperlicher Aktivität – ordnen Fachleute dem „restriktiven Typ" zu.

Häufigkeit

Die Anorexia nervosa oder Magersucht ist zwar die bekannteste, aber nicht die häu-

INFO

Kriterien für eine Anorexia nervosa

Folgende Kernmerkmale finden sich so oder so ähnlich in den beiden offiziellen Katalogen diagnostischer Kriterien: Im ICD-10 (International Classification of Diseases, 10. Fassung) der Weltgesundheitsorganisation (WHO) und im DSM IV (Diagnostic and Statistical Manual of Mental Disorders, 4. Fassung) der American Psychiatric Association.

- Erwachsene: Das Körpergewicht liegt bei einem BMI von 17,5 kg/m² (BMI S. 51) oder darunter.
- Kinder und Jugendliche: Die 10. Altersperzentile gilt als Grenze (Wachstumskurven S. 53, Berechnung über www.mybmi.de oder www.bzga-essstoerungen.de).
- Die Betroffenen verlieren an Gewicht, weil sie **kalorienreiche Speisen und Lebensmittel vermeiden** sowie eine oder mehrere der folgenden Verhaltensweisen an den Tag legen:
  erbrechen
  Abführmittel einnehmen
  übertrieben körperlich aktiv sind
  Appetitzügler, Diuretika u.a. einnehmen
- **Überbewertung von Figur und Gewicht:** Die Betroffenen haben eine ausgeprägte Angst, zu dick zu werden, und nehmen ihren Körper verzerrt wahr. Sie können nicht erkennen, wie schwerwiegend ihre Erkrankung ist.
- **Hormonelle Störung:** Die Monatsblutung bleibt aus (Amenorrhö), Jungs verlieren ihre Potenz. Bei Kindern kann es zu einer Verzögerung der Pubertät kommen, die Monatsblutung setzt nicht ein. (Das Kriterium der Amenorrhö wird in einer Überarbeitung der offiziellen diagnostischen Kriterien – also im DSM-5, eventuell auch im ICD-11 – wegfallen. Denn es kann nicht für Jungs gelten und auch nicht für Mädchen, die die Pille nehmen.)

Wenn ein oder mehrere dieser Kernmerkmale einer Magersucht fehlen oder alle Symptome nur leicht ausgeprägt sind, sprechen Fachleute von atypischer Anorexia nervosa (S. 49).

figste Essstörung. Bei den meisten beginnt sie in der Pubertät. Etwa 0,3 bis 1,0 Prozent der Mädchen und jungen Frauen im Risikoalter zwischen 14 und 18 Jahren erkranken an der Anorexia nervosa. Allerdings dürften es wesentlich mehr sein, zählt man auch all diejenigen hinzu, die nicht alle Kriterien einer Magersucht erfüllen – aber trotzdem schwer erkrankt sein können – und die bisher der Restgruppe der „nicht näher bezeichneten Essstörungen" (atypische Essstörungen, S. 49) zugeordnet werden. Viele leichtere Formen einer Anorexia nervosa werden häufig nicht als solche erkannt oder erfasst. Die Magersucht ist eine klassische Frauenkrankheit und kommt bei Mädchen oder Frauen 10-mal häufiger vor als bei Jungs oder Männern.

Betroffene, Angehörige und Therapeuten brauchen Durchhaltevermögen: Selten tritt eine Heilung in den ersten zwei Jahren ein, die Krankheit dauert laut einer Studie durchschnittlich über sechs Jahre, bis die Patientinnen als geheilt gelten.

Bei 10 bis 20 Prozent der Betroffenen nimmt die Erkrankung einen chronischen Verlauf (Seite 124). Doch Untersuchungen zeigen, dass ein Teil der Patientinnen die Krankheit auch nach vielen Jahren noch überwindet, so dass Betroffene und Angehörige die Hoffnung auf eine endgültige Heilung nicht aufgeben sollten.

Folgen des Hungerns

Fehlen dem Organismus die Nährstoffe und Energie, können Körper und Seele nur noch auf Sparflamme arbeiten: „Ich war immer traurig und niedergeschlagen und wusste nie, warum", so ein Mädchen. „Eigentlich wollte ich nur im Sessel sitzen und nichts tun." Bei Kindern und Jugendlichen besteht die Gefahr, dass es zu einem Stillstand der körperlichen und psychischen Entwicklung kommt.

Körperliche Folgen

Der Blutdruck sinkt, der Herzschlag verlangsamt sich (insbesondere in der Nacht, aber auch tagsüber), das Blut fließt langsamer durch die Adern, die Körpertemperatur sinkt. Die Mädchen frieren ständig (eventuell verstärkt durch zu dünne Kleidung, siehe oben), Hände und Füße sind kalt und teilweise blau gefärbt. Es kommt zu Kreislaufproblemen bis hin zu Ohnmachtsanfällen. Die Magenentleerung verlangsamt sich mit der Zeit, was schon bei kleinsten Essensmengen ein starkes Völlegefühl nach sich ziehen kann. Wenn die Mädchen nicht essen wollen, kann das also unter anderem auch auf diese physiologische Veränderung zurückzuführen sein.

Die Haut trocknet aus, die Nägel werden brüchig, die Haare fallen aus und bei extremem Untergewicht kann sich eine sogenannte Lanugo-Behaarung bilden – so wird der Haarflaum am Ungeborenen genannt.

Das Hungern beeinträchtigt den Hormonhaushalt: Die Regelblutung bleibt aus, die pubertäre Entwicklung kommt zum Stillstand. Wenn die Essstörung vor der

Pubertät beginnt, stellt sich die Monatsblutung eventuell gar nicht erst ein, die Kinder wachsen weniger und bleiben häufig kleiner als der Durchschnitt gleichaltriger Kinder und Jugendlicher.

FRUCHTBARKEIT

Die hormonellen Störungen beeinträchtigen auch die Fruchtbarkeit – allerdings möchten die meisten magersüchtigen Frauen auch nicht schwanger werden. Falls sich ein Kinderwunsch einstellt: Die Betroffenen haben gute Chancen, schwanger zu werden, wenn sie die Krankheit überwunden haben. Denn dann scheint die Empfängnisfähigkeit nicht wesentlich herabgesetzt zu sein.

Durch die Verschiebung des Hormonhaushalts und einen Mangel an Kalzium und Vitamin D droht langfristig eine Osteoporose, also eine krankhafte Verringerung der Knochenmasse und Knochendichte. Mit gravierenden Folgen für die Jugendlichen, denn über die Hälfte der Knochenmasse, die der Körper im Laufe des gesamten Lebens produziert, wird kurz vor oder während der Pubertät gebildet. Dieser Knochenschwund ist nicht mehr rückgängig zu machen. Die Gabe von Hormonen, Kalzium oder Vitamin D hilft nicht, solange die Betroffenen nicht zunehmen.

Häufiges Erbrechen und Missbrauch von Abführmitteln oder Diuretika (S. 38) leisten Störungen des Elektrolythaushaltes (Mineralstoffe wie Kalzium, Kalium, Magnesium) Vorschub. Vor allem ein Mangel an Kalium kann zu lebensbedrohlichen Herzrhythmusstörungen führen und die Nieren in Mitleidenschaft ziehen. Wenn die Betroffenen außerdem wenig trinken, riskieren sie ein akutes Nierenversagen: Es befindet sich dann so wenig Flüssigkeit im Körper, dass die Nieren nicht mehr durchspült werden. Ein akutes Nierenversagen ist durch unverzügliche Behandlung wieder rückgängig zu machen – im Gegensatz zu einem chronischen Nierenversagen, das sich langfristig ebenfalls einstellen kann.

Durch das Hungern und den Mangel an Eiweiß im Blut kommt es zu Wassereinlagerungen im Gewebe, einschließlich des Herzbeutels. Sehr selten ist ein solcher Perikarderguss gefährlich und er bedarf meistens keiner Therapie. Wer ständig hungert, riskiert außerdem, dass der Herzmuskel sich nach und nach abbaut – was zusammen mit den Herzrhythmusstörungen zum plötzlichen Herztod führen kann.

Zudem ist durch den Hungerzustand relativ bald ein Volumenverlust des Gehirns festzustellen, die Hirnentwicklung kann auf Dauer beeinträchtigt sein – eine mögliche Erklärung dafür, dass viele magersüchtige Mädchen bei chronischen Verläufen später an Depressionen und Angststörungen erkranken (ab Seite 132), weil entsprechende Hirnregionen verändert sind.

Gehirn, Herz, Nieren, Magen, Darm – letztlich werden alle Organe des Körpers durch das Hungern beeinträchtigt. **Wenn die Mädchen von diesen medizinischen Zusammenhängen erfahren und mit ihren konkreten Werten konfrontiert werden, kann es für sie eine Motivation sein, eine Behandlung zu beginnen oder fortzusetzen.**

Auch auf die Lebensgefahr sollte man sie hinweisen: Das Risiko zu sterben ist für Magersüchtige etwa zehnmal höher als für die Normalbevölkerung. Für die meisten Todesfälle ist nicht ein Suizid verantwortlich, sondern Infektionen oder Herz-Kreislauf-Versagen. **Weil sie körperlich so stark gefährdet sind, sollten magersüchtige Patientinnen unbedingt in regelmäßigen Abständen von einem (Haus-)Arzt körperlich untersucht werden.**

Die Sterberaten sind allerdings in der letzten Zeit deutlich zurückgegangen, weil sich die Behandlung mit zunehmender Spezialisierung verbessert hat. Und je früher die Essstörung erkannt und behandelt wird, desto eher ist eine Heilung möglich. **Mit einer Gewichtszunahme und einer Normalisierung des Essverhaltens bilden sich die meisten Symptome wieder zurück.**

Seelische Folgen des Hungerns

Hungern macht nicht nur körperlich, sondern auch seelisch krank. Wer hungert, kann sich nicht konzentrieren, kann schlecht schlafen, fühlt sich schwach und ist gereizt. Es stellt sich möglicherweise ein Gefühl der Hoffnungslosigkeit ein bis hin zur Apathie. Nicht nur schwere depressive Verstimmungen, auch das ritualisierte, zwanghafte Essverhalten sowie Ängste und Panikattacken können auf das Hungern zurückgehen. Jeder Gesunde entwickelt solche Symptome, wenn er nichts isst. Erst, wenn sich diese psychischen Beschwerden mit einer Gewichtszunahme nicht bessern, ist an eine eigenständige Erkrankung – wie etwa eine Persönlichkeitsstörung, Angststörung, Zwangserkrankung oder Depression (Seite 132) – zu denken.

Durch extremes Untergewicht stellt sich eine Art Betäubungszustand ein: Die Gefühle flachen ab, die Betroffenen können Bedürfnisse gar nicht mehr wahrnehmen. Deshalb ist eine Gewichtszunahme auch zentraler Bestandteil der Therapie: Erst wenn die Patientinnen wieder mehr wiegen, ist es möglich, mit ihnen im Rahmen einer problemorientierten Psychotherapie zu arbeiten. Eine unterstützende Psychotherapie ist aber schon vorher notwendig.

Persönlichkeitsmerkmale

Magersüchtige Menschen kämpfen gegen ihren Körper. So wie sie Hungergefühle nicht wahrnehmen können, verbieten sie sich auch alles andere, was ihnen guttun könnte. Diese Kontrolle gibt ihnen das Gefühl, eigenständig und unabhängig zu sein und alles im Griff zu haben. Sie sind oft sehr leistungsorientiert, sehr pflichtbewusst und ausgestattet mit einem ausgeprägten Ordnungssinn – Merk-

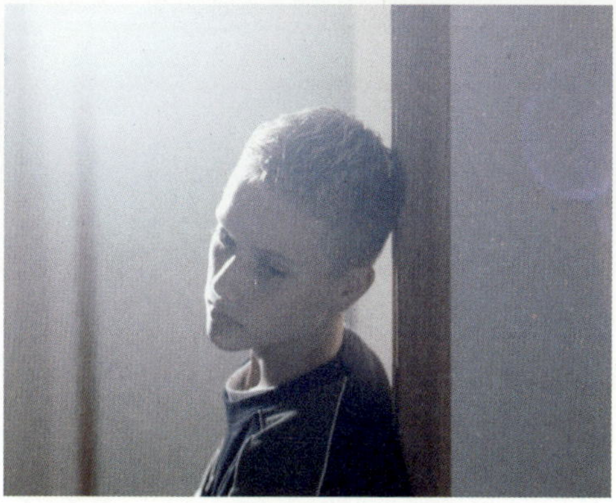

male, die zu einem gewissenhaften bis zwanghaften Persönlichkeitsstil gehören. Unter Umständen kann sich daraus eine zwanghafte Persönlichkeitsstörung (Seite 135) entwickeln.

Durch ihre extreme Leistungsorientierung schaffen es viele magersüchtige Jugendliche, auch bei extremer Unterernährung immer noch gute Schulleistungen zu bringen, und zwingen sich, obwohl sie erschöpft sind, weiterhin zu körperlichen Höchstleistungen. Neuere Forschungen haben allerdings gezeigt, dass der exzessive Bewegungsdrang auch hormonell gesteuert ist: Im Hungerzustand mangelt es an Leptin – ein Hormon, das dem Gehirn Sättigung signalisiert; dieser Mangel verstärkt ein zwanghaftes Bewegungsbedürfnis.

Menschen, die an einer Anorexia nervosa erkrankt sind, sind häufig sehr perfektionistisch – gleichzeitig leiden sie unter einem tiefen Misstrauen in ihre eigenen Fähigkeiten, sind sehr unsicher bis hin zum Gefühl der völligen Wertlosigkeit. Sie haben Angst vor Veränderungen und vermeiden neue Situationen. Sie sind sehr harmoniebedürftig, Konflikten gehen sie aus dem Weg. Aus Angst, verletzt zu werden, vermeiden erwachsene Magersüchtige eher Beziehungen oder neigen zu einer sehr distanzierten Beziehungsgestaltung. Solche Eigenschaften haben selbstverständlich auch nicht magersüchtige Menschen. Personen mit diesen Charaktermerkmalen sind in der Regel nicht nur sensible, sondern auch pünktliche und loyale Menschen mit hohen ethischen Ansprüchen, die durch ihre Disziplin und Hartnäckigkeit sehr leistungsfähig sind. Partner und Freunde schätzen sie, weil man sich auf sie verlassen kann.

Magersucht bei Kindern

Die Magersucht verlegt sich immer mehr in frühere Altersstufen. So ist in mehreren Untersuchungen ein Anstieg der Anorexia nervosa bei den 10- bis 14-jährigen Mädchen zu verzeichnen. In einer älteren Untersuchung beobachteten Experten ein Auftreten der Krankheit bereits in der Kindheit bei etwa 5 von 100 aller an Magersucht Erkrankten, heute ist die Erkrankung möglicherweise noch häufiger.

Bei Kindern vor der Pubertät hat die Magersucht fast ausnahmslos den Charakter des restriktiven Typus (s. oben): Die Kinder erbrechen meistens nicht und nehmen auch keine Medikamente. Viele befürchten eine Gewichtszunahme nicht nur durch das Essen, sondern auch durch die Aufnahme von Flüssigkeit, sodass sie auch das Trinken einstellen.

Je jünger die Patientinnen sind, desto weniger haben sie einen Zugang zu ihren eigenen Gefühlen und Ängsten und könnten zum Beispiel die Angst vor einer Gewichtszunahme gar nicht formulieren. Sie erleben die Störung oft als „fremde Kraft", gegen die sie sich nicht wehren können. Da die Kinder über weniger Fettmasse verfügen als Jugendliche oder Erwachsene, sind die körperlichen Folgen des Hungerns gravierender. Umso wichtiger, dass Eltern und andere Bezugspersonen die Erkrankung möglichst frühzeitig erkennen.

BULIMIE: EIN DOPPELLEBEN

„Es ist furchtbar, wenn man das alles in sich hineinstopft. Ich war gar nicht mehr ich selbst."

Während Menschen mit Magersucht untergewichtig sind und Menschen mit einer Binge-Eating-Störung oft zu viele Pfunde mit sich herumtragen, sieht man Bulimikerinnen in der Regel nichts an: Sie haben ein normales Gewicht und ein eher unauffälliges Essverhalten: Sie essen kontrolliert, vorwiegend fett- und kalorienarme Lebensmittel. Nach außen hin funktionieren sie, oft ist die Fassade perfekt. Die Essanfälle hinter der Fassade erfolgen heimlich. Viele führen über viele Monate oder Jahre ein Doppelleben, bis die Essstörung erkannt wird.

Symptome

Das Hauptsymptom der Bulimia nervosa sind die Essanfälle, denen Verhaltensweisen folgen, die den Anfall "ungeschehen" machen sollen. Auch wenn eine Bulimia nervosa häufig als Ess-Brecht-Sucht bezeichnet wird: Nicht alle Bulimikerinnen – wenn auch die meisten – erbrechen sich. Manche nehmen Abführmittel, entwässernde oder andere Medikamente, weil sie die Kalorien wieder loswerden wollen, andere halten Diät, fasten oder betreiben exzessiv Sport.

Eine Bulimia nervosa von einer Anorexia nervosa oder Binge-Eating-Störung zu unterscheiden ist nicht immer leicht, die Übergänge sind fließend. So ist in manchen Fällen der Bulimie eine Anorexie vorausgegangen, oder es treten zwischendurch anorektische Phasen auf. Da wundert es nicht, dass die Bulimia nervosa bis in die 1980er Jahre der Magersucht zugeordnet war. Heute erfolgt die Abgrenzung zu einer Magersucht über das Gewicht (siehe „Kriterien für eine Anorexia nervosa", S. 31). Im Unterschied zu Binge-Eatern haben Bulimikerinnen einen viel stärkeren Drang, schlank zu sein, und setzen systematisch Maßnahmen ein, die das Gewicht reduzieren sollen.

Auch Bulimikerinnen und Bulimiker machen ihr Selbstgefühl sehr stark von Figur und Gewicht abhängig: „Nur wenn ich schlank bin, bin ich etwas wert." Sie haben eine krankhafte Furcht davor, dick zu werden, setzen sich strikte Diätregeln, die sie unmöglich einhalten können. Menschen mit Bulimie fühlen sich dick und unförmig, obwohl sie meistens ein ganz normales Gewicht haben. Experten sprechen hier von einer Körperunzufriedenheit, die alle Essstörungen kennzeichnet. Allerdings zeigt sich bei einigen Patientinnen mit Bulimia nervosa, dass sie in ihrer Kindheit übergewichtig waren, was erste Diätversuche ausgelöst haben mag.

Mit der Ess-Brecht-Sucht scheinen sie eine perfekte Lösung gefunden zu haben: „Alles essen dürfen und doch nicht dick werden. Eine trügerische Annahme: „Irgendwann habe ich gemerkt, dass ich nicht mehr aufhören konnte", wie eine Frau mit Bulimie erzählt. Sie war im Kreislauf von Heißhungeranfällen und Erbrechen gefangen.

Essanfälle

Ständige Kontrolle des Essens und das Verbot kalorienreicher Nahrungsmittel kann Essanfälle begünstigen. Solche Attacken sind durch zwei Merkmale charakterisiert:

- Innerhalb eines bestimmten Zeitraums werden viel mehr Nahrungsmittel verzehrt, als die meisten Menschen in einem vergleichbaren Zeitraum und unter vergleichbaren Bedingungen essen würden.
- Die Betroffenen verlieren die Kontrolle über das Essen: Sie können weder aufhö-

INFO

Kriterien für eine Bulimia nervosa

Folgende Kernmerkmale finden sich so oder so ähnlich in den beiden offiziellen Katalogen diagnostischer Kriterien: im ICD-10 (International Classification of Diseases, 10. Fassung) der Weltgesundheitsorganisation und im DSM-IV (Diagnostic and Statistical Manual of Mental Disorders, 4. Fassung) der American Psychiatric Association:

- Figur und Körpergewicht haben einen übermäßigen Einfluss auf die Selbstbewertung.
- Die Patientin/der Patient erliegt „Essattacken", bei denen große Mengen Nahrung in kurzer Zeit konsumiert werden.
- Die Patientin/der Patient beschäftigt sich andauernd mit Essen.
- Die Patientin/der Patient versucht, mit verschiedenen Maßnahmen gegenzusteuern, um eine Gewichtszunahme zu verhindern: Erbrechen, Missbrauch von Abführmitteln oder anderen Arzneimitteln, Fasten oder exzessive körperliche Betätigung.
- Fressattacken und kompensierende Verhaltensweisen kommen drei Monate lang im Durchschnitt mindestens zweimal pro Woche vor. (Im für Mai 2013 angekündigten DSM-5 wird diese Angabe auf einmal pro Woche reduziert.)

INFO Missbrauch von Medikamenten

Alle hier aufgeführten Medikamente sind nicht zur Gewichtsabnahme geeignet. Mit diesem Ziel eingesetzt, können sie den Körper massiv schädigen. Generell gilt eine medikamentöse Hilfe zum Abnehmen bei Kindern und Jugendlichen als nicht angebracht. Die Einnahme dieser Medikamente wird gern verheimlicht. Eltern (oder Großeltern) sollten aufmerksam werden, wenn ihnen Medikamentenpackungen auffallen oder eigene Medikamente verschwinden oder Päckchen aus dem Ausland (Internetbestellungen) ankommen. Sprechen Sie die Jugendlichen direkt an, wenn Sie einen Missbrauch befürchten. Wollen Sie sich über die Medikamente informieren, fragen Sie in der Apotheke oder Arztpraxis nach.

Abführmittel (Laxanzien):
Es ist ein Irrglaube, mit Abführmitteln ließe sich abnehmen. Denn diese Mittel können die Energieaufnahme durch die Nahrung nicht effektiv reduzieren. Zudem sollten Abführmittel nicht länger als zwei Wochen angewendet werden, weil der Körper sonst zu viel Wasser verliert und zu viele Mineralsalze. Das lässt den Darm träge werden und führt zur Verstopfung: Ohne die Mittel läuft dann gar nichts mehr. Es besteht die Gefahr eines lebensbedrohlichen Darmverschlusses. Zudem beschleunigt der Dauergebrauch von Abführmitteln (wie auch von Diuretika, „Wassertabletten") einen Kaliummangel – mit dem Risiko von Herzrhythmusstörungen und einer Einschränkung der Nierenfunktion.

Entwässernde Medikamente (Diuretika):
Diuretika sind gut untersuchte Mittel gegen Bluthochdruck und bei einer Herzschwäche – und haben mit Abnehmen nichts zu tun. Sie schwemmen Wasser und Salz aus dem Körper aus. Mundtrockenheit, Durst, Schwäche- und Schwindelgefühle, Muskelschmerzen und Muskelkrämpfe sowie Kopfschmerzen können Anzeichen von übermäßigem Salz- und Flüssigkeitsverlust sein. Es droht wie bei einem Missbrauch von Abführmitteln ein Kaliummangel – eine Gefahr für Herz und Nieren. Die Mittel sind rezeptpflichtig, so dass sie unter Jugendlichen „gedealt" werden. Manche entwenden die Medikamente zum Beispiel aus dem Arzneimittelschrank ihrer Eltern oder Großeltern.

Schilddrüsenhormone (Levothyroxin):
Schilddrüsenhormone werden bei einer Unterfunktion der Schilddrüse eingesetzt – und nicht zur Gewichtsreduktion. Sie sollen die Hormone ersetzen, die der Körper selber nicht oder in nicht ausreichender Menge bildet. Sie steigern damit auch den Grundumsatz, mehr Energie wird also verbraucht. Diese Mittel wirken im ganzen Körper und können zu Herzrasen, Herzrhythmusstörungen, Zittern, Schlafstörungen, Durchfall oder erhöhter Temperatur führen. Auch diese Mittel sind rezeptpflichtig und für die Betroffenen nur auf dem Schwarzmarkt erhältlich.

Appetitzügler:
Klassische Appetitzügler dämpfen das Hungergefühl im Gehirn. Wegen star-

ren noch Art und Menge der Nahrung beeinflussen.

Während einer solchen Fressattacke, die sich über Stunden hinziehen kann, verschlingen bulimiekranke Menschen bis zu 10 000 Kalorien. Zum Beispiel: eine ganze Tüte Spaghetti, eine Packung Müsli, eine Packung Butter, ein ganzes Brot. Daher kommt auch der Begriff Bulimie, der sich von griechisch „bous" = Ochse und „limos" = Hunger ableitet, also „Ochsenhunger". Eine Bezeichnung, die nicht zutreffend ist, denn die Betroffenen essen nicht, weil sie einen gesunden Hunger verspüren, sondern weil eine unwiderstehliche Gier sie in der Hand hat. Hunger und Sättigung können die Betroffenen nicht mehr wahrnehmen. Das In-sich-Hineinstopfen dient der Spannungsabfuhr und neutralisiert Gefühle, die die Betroffenen sonst nicht aushalten würden.

Häufig greifen sie gerade zu solchen Lebensmitteln, die sie sich sonst verbieten, wie Süßigkeiten oder andere gehaltvolle Nahrung. Sie bevorzugen dabei weiche Kost, weil sie kaum zum Kauen kommen. Aufgrund des Kontrollverlusts fühlen sie sich während einer solchen Episode wie fremdgesteuert, wie in Trance. Hinterher peinigen sie Schamgefühle, sie ekeln sich vor sich selbst.

Deshalb erfolgen solche Attacken in größter Heimlichkeit, etwa wenn alle Familienmitglieder aus dem Haus sind. Sie sind sehr geschickt darin, ihre Krankheit zu verstecken, so dass viele Angehörige

ker Nebenwirkungen sind Mittel wie Rimonabant (Nebenwirkung: Depressionen) und Sibutramin (Schlaflosigkeit, Angstgefühle, Steigerung der Herzfrequenz, Herzinfarkte, Schlaganfälle) nicht mehr zugelassen. Es ist schwer, an diese Mittel heranzukommen. Vorsicht bei Schlankheitsmitteln aus dem Internet: Sie können gefährliche Kombinationen von diesen oder anderen Stoffen enthalten, auch in viel zu hohen Dosierungen, und nicht immer sind die enthaltenen Substanzen korrekt angegeben! Oft werden sie als pflanzliche Mittel deklariert – was sie als unproblematisch darstellen soll. Einige Bulimikerinnen und Bulimiker greifen zu **Amphetaminen** – bekannt aus der Partyszene –, die nicht nur aufputschen, sondern auch den Appetit hemmen. Doch es liegen nur wenige Studien von schlechter Qualität vor, die die gewichtsreduzierende Wirkung von Amphetaminen untersucht haben. Gesichert ist aber, dass diese Substanzen innerhalb weniger Wochen abhängig machen können. Sie gelten für Erwachsene als „wenig geeignet" und dürfen bei Kindern und Jugendlichen unter 18 Jahren gar nicht eingesetzt werden.

über viele Monate oder sogar Jahre nichts bemerken. Es kommt durchaus vor, dass ein Mädchen von zu Hause auszieht, um endlich ungestört ihren Ess-Brech-Anfällen nachgehen zu können.

EIGENE EINSCHÄTZUNG

Einige Betroffene berichten von Essanfällen, bei denen die Essensmenge objektiv gesehen nicht besonders groß war, sie aber einen Kontrollverlust erleben, der sie sehr belastet. Fachleute sprechen hier von „subjektiv erlebten" Essanfällen.

Durch die Essanfälle kann eine Bulimie teuer werden: Die Lebensmitteleinkäufe können schon mal mehrere hundert Euro am Tag verschlingen, so dass viele Bulimiekranke in finanzielle Schwierigkeiten geraten. Manche stehlen oder verschulden sich, was zu einem sozialen Abstieg führen kann.

Häufigkeit

Die Bulimia nervosa beginnt meistens in der Pubertät oder im frühen Erwachsenenalter, also tendenziell später als die Magersucht. Die meisten erkranken zwischen dem 16. und 19. Lebensjahr – selten vor dem 12. Lebensjahr. Etwa 1 bis 2 von 100 Mädchen und jungen Frauen leiden unter einer Bulimia nervosa.

Bei 20 bis 25 von 100 Betroffenen beginnt die Essstörung mit einer magersüchtigen Phase, die dann in eine Bulimie übergeht. Einige wenige Patientinnen mit Bulimia nervosa, bis zu 7 von 100, entwickeln im weiteren Verlauf eine Anorexia nervosa. Was die Geschlechterverteilung betrifft: Der Anteil der Jungs oder Männer, die an einer Bulimia nervosa erkrankt sind, ist ähnlich niedrig wie bei der Anorexia nervosa. Etwa ein Drittel bis die Hälfte der Patientinnen und Patienten zeigen nach einem halben bis einem Jahr keine Ess-Brech-Anfälle mehr – die meisten haben in dieser Zeit eine Therapie gemacht. Langfristig gelten 70 Prozent der Bulimikerinnen als geheilt.

Körperliche Folgen

Menschen mit Bulimie sind körperlich nicht so lebensbedrohlich gefährdet wie Magersüchtige, weil sie nicht so ausgeprägt hungern. Dennoch ist es auch für sie wichtig, sich regelmäßig beim Hausarzt und auch beim Zahnarzt untersuchen und behandeln zu lassen.

ZAHNPFLEGE NACH DEM ERBRECHEN

Innerhalb der ersten Stunde nach dem Erbrechen nicht die Zähne putzen! Denn dadurch werden die Zähne, deren Oberfläche durch die Säuren bereits aufgeweicht ist, noch mehr geschädigt. Zahnhartsubstanz geht verloren. Empfehlenswert für eine Säureneutralisierung: den Mund mit reichlich Wasser ausspülen.

Die Beschwerden der Bulimikerinnen sind teilweise dieselben wie bei Magersüchtigen: trockene Haut und Neigung zur Akne, Apathie und Konzentrationsstörungen, Verstopfung, Völlegefühl, Übelkeit und Bauchschmerzen. Durch das Erbrechen kann es zu Sodbrennen und zu einer Entzündung der Schleimhaut in der Speiseröhre (Ösophagitis) kommen. Wenn die Betroffenen sich regelmäßig übergeben und gleichzeitig Abführmittel und Diuretika (siehe „Missbrauch von Medikamenten", S. 38) missbrauchen, entgleist der Mineralstoffhaushalt. Der dadurch begünstigte Mangel an Kalium wiederum kann zu möglicherweise lebensbedrohlichen Herzrhythmusstörungen führen. Der saure Mageninhalt schädigt den Zahnschmelz – auch diese Schäden sind bleibend. Die Zähne werden übermäßig empfindlich: Es zieht an den Zähnen bei heißen, kalten oder sauren Lebensmitteln. Die Betroffenen leiden durch den angegriffenen Zahnschmelz auch vermehrt an Karies – und die Zähne werden zunehmend zerstört. Durch die hormonellen Störungen kommt die Monatsblutung unregelmäßig, selten bleibt sie aus. Die Fruchtbarkeit scheint bei bulimischen Patientinnen weniger beeinträchtigt zu sein als bei Anorexie-Patientinnen. Es kann zu einer ungewollten Schwangerschaft kommen, weil die Pille bei regelmäßigem Erbrechen nicht richtig wirkt.

Auch Bulimie-Patientinnen haben, wenn sie unregelmäßig menstruieren, einen Verlust der Knochendichte (Osteoporose) zu befürchten. Eine Folgeerscheinung der Essstörung, die – tritt sie in jungen Jahren auf – nicht mehr rückgängig zu machen ist.

SCHWANGERSCHAFT
Planen Sie eine Schwangerschaft wenn möglich auf die Zeit nach einer erfolgreichen Behandlung. Denn bei schwangeren Frauen mit einer Bulimie ist das Geburtsgewicht der Neugeborenen oft niedriger, es kommt häufiger zu Kaiserschnittentbindungen als bei gesunden Frauen. Außerdem ist das Risiko für die Frauen höher, nach der Geburt an einer postpartalen Depression („Baby-Blues") zu erkranken.

Für ein geübtes Auge äußerlich sichtbar ist die häufig vorkommende Schwellung der Speicheldrüsen, die den Betroffenen ein mumpsartiges Aussehen verleiht. Sichtbar sind möglicherweise auch Verletzungen an dem Finger (hauptsächlich Zeigefinger), den sich Frauen mit Bulimie in den Hals stecken, um sich zu erbrechen.

Persönlichkeitsfaktoren

Nach außen hin zeigen die bulimiekranken Menschen oft eine perfekte Fassade, sie sind sehr leistungsfähig und haben ein gepflegtes Äußeres. Wie Magersüchtige sind auch Bulimiekranke meistens sehr ehrgeizig, leistungsorientiert und haben hohe Ansprüche an sich selbst. Auch bei ihnen verbirgt sich dahinter eine große Selbstunsicherheit und Selbstabwertung – viele finden sich tatsächlich „zum Kotzen". Ihre Essattacken und das Erbrechen geschehen in großer Heimlichkeit, weil sie sich extrem dafür schämen. Ihnen fällt es schwer, eigene Bedürfnisse zu erkennen und gegenüber anderen zu vertreten. Tendenziell fühlen sie sich stark abhängig von anderen Menschen und orientieren sich an den Erwartungen anderer – aus der Angst heraus, den anderen zu verlieren, wenn sie ihre Meinung äußern oder einfach sie selbst sind. Im Unterschied zu magersüchtigen Patientinnen haben sie häufig viele soziale Kontakte, die sich beim näheren Hinsehen aber oft als eher oberflächlich entpuppen. Auch sind sie oft sexuell aktiv, während Magersüchtige sexuelle Kontakte eher vermeiden. Viele Menschen mit Bulimie leben in Extremen, durchleben Wechselbäder der Gefühle. Manche neigen zu autoaggressiven Handlungen, vor allem Selbstverletzungen, und zu Suchterkrankungen (Seite 140).

Überhaupt zeigen viele ein impulsives Verhalten, das sie oft schlecht kontrollieren können. Eine Erklärung dafür, dass manche so viel Geld ausgeben, dass sie sich verschulden oder Nahrungsmittel stehlen.

BINGE EATING: ESSEN STATT FÜHLEN

„Mit dem Essanfall betäube ich mich, danach muss ich schlafen, weil ich so müde bin. Ich wache mit dem Gefühl wieder auf, versagt zu haben, und bestrafe mich, indem ich wieder esse."

Die Binge-Eating-Störung, auch Essanfallsstörung genannt, ist die häufigste Essstörung. Sie wurde erst 1994 als Forschungsdiagnose in das amerikanische Klassifikationssystem DSM (Diagnostic and Statistical Manual of Mental Disorders, siehe Kasten Seite 44) aufgenommen. Offiziell gibt es diese Form der Essstörung noch nicht als eigenständige Krankheit, sondern wird den „nicht näher bezeichneten Essstörungen" (Seite 49) zugeordnet. Der Begriff „Binge Eating" kommt aus dem Amerikanischen und bedeutet so viel wie „ein Fressgelage abhalten". Im Unterschied zur Anorexia nervosa und Bulimia nervosa sind von Binge Eating viele Erwachsene betroffen, darunter auch viele Männer.

Symptome

„Ich habe alle Nahrungsmittel um mich herum drapiert – Süßes, Salziges, Fettiges – und alles restlos aufgegessen." Menschen mit einer Binge-Eating-Störung leiden, wie auch Menschen mit Bulimia nervosa, unter Essanfällen. Im Unterschied zu Bulimikerinnen und Bulimikern versuchen sie allerdings nicht, die Anfälle „ungeschehen" zu machen, indem sie extrem fasten oder Diäten machen, exzessiv Sport treiben oder Abführmittel, entwässernde oder andere Medikamente einnehmen. Deshalb können viele ihr Gewicht

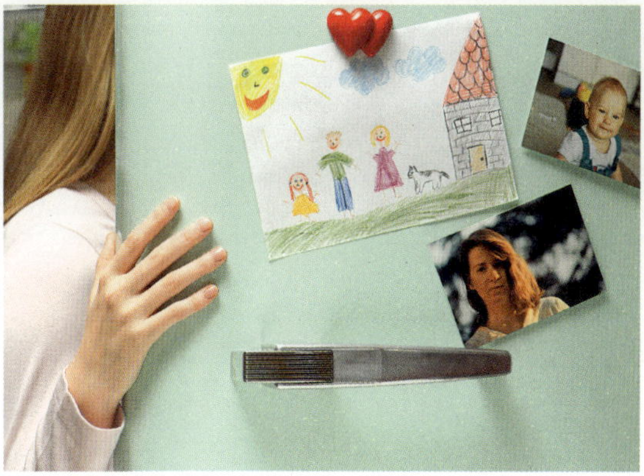

nicht halten und nehmen immer weiter zu. Die Fressattacken haben nichts mit Heißhunger zu tun. Eine Betroffene: „Das ist kein Genuss, sondern ein Zwang, und ich war dabei immer ganz unglücklich."
Binge Eaters verlieren die Kontrolle über das Essen, verschlingen ungewöhnlich große Nahrungsmengen, meistens ohne Hunger zu haben und ohne aufhören zu können. Sie müssen essen, bis sie sich völlig übersättigt fühlen. Die Essensmengen sind in der Regel allerdings nicht so groß wie die der Bulimikerinnen und Bulimiker: Menschen mit einer Bulimie verschlingen bis zu 10 000 Kalorien, Menschen mit einer Binge-Eating-Störung bis zu 3 000 Kalorien.

Manchmal können die Betroffenen, im Unterschied zu Bulimikerinnen und Bulimikern, gar nicht mehr Beginn und Ende einer Fressattacke bestimmen. Sie essen einfach ständig – ohne geplante Mahlzeit und über den ganzen Tag verteilt. Auch das bewerten Experten als Essattacke, denn auch dann können die Betroffenen ihre Nahrungsaufnahme nicht mehr kontrollieren. Auslöser für einen Essanfall können negative Stimmungen sein wie Wut, Frustration, Langeweile, depressive Gefühle oder Angst. Anders als bei Bulimikerinnen und Bulimikern können bei Binge-Eatern im Übrigen auch positive Emotionen zu einem Essanfall führen, das Essen soll die Spannung auflösen. Doch es stellt sich keine Entspannung, kein Glücksgefühl ein, im Gegenteil: Nach einem Essanfall fühlen sich die Betroffenen meistens furchtbar. Sie schämen sich für die Anfälle, haben Schuldgefühle und verachten sich. „Ich war zu nichts mehr in der Lage und fühlte mich wie betäubt", berichtet eine Betroffene.

Binge Eating und Übergewicht

Menschen mit einer Binge-Eating-Störung essen in Gemeinschaft normal, ihre Essanfälle finden hinter verschlossenen Türen statt. Sichtbar wird die Essstörung höchstens durch das Übergewicht.

Allerdings ist Übergewicht oder Adipositas (Seite 47) nicht notwendig mit einer Binge-Eating-Störung verknüpft, denn es gibt zum einen normalgewichtige Binge Eaters – vor allem, wenn sie jünger sind und noch nicht so viel zugenommen haben –, und zum anderen haben viele übergewichtige Menschen keine Essstörung. Übergewicht ist also kein notwendiges Kriterium für eine Binge-Eating-Störung, gilt aber als Risikofaktor (Kapitel „Essstörungen erklären", S. 55).

Viele Betroffene fühlen sich vordergründig mehr durch die zu vielen Pfunde belastet als durch die Essanfälle. Sie versuchen immer wieder abzunehmen, indem sie fasten oder Diät halten, allerdings nicht so systematisch und nicht so exzessiv wie Bulimie-Patientinnen und -Patienten. Auch Binge Eaters machen sich ständig Sorgen um Figur und Gewicht, sind total unzufrieden mit ihrem Körper, hassen ihn sogar. Dieses negative Körperbild scheint eher unabhängig vom Grad des Übergewichts zu sein, wie Untersuchungen zeigen, und daher mehr mit der Essstörung an sich im Zusammenhang zu stehen. Vergleicht man übergewichtige Frauen, die an einer Binge-Eating-Störung leiden, mit übergewichtigen Frauen, die keine Essstörung haben, so zeigt sich, dass die essgestörten Frauen schon früher Übergewicht hatten, im Durchschnitt mehr wiegen, unzufriedener sind mit Gewicht und Figur, ein geringeres Selbstwertgefühl haben und eher an anderen psychischen Störungen leiden, wie Depressionen oder Ängsten.

Häufigkeit

Die Binge-Eating-Störung kommt häufiger vor als die Anorexia nervosa oder Bulimia nervosa, verteilt sich im Gegensatz zu den anderen beiden Ess-Störungen auf beide Geschlechter und beginnt meistens spä-

INFO **Kriterien für eine Binge-Eating-Störung**

Folgende Merkmale finden sich als sogenannte Forschungsdiagnose im Klassifikationssystem DSM-IV (Diagnostic and Statistical Manual of Mental Disorders, 4. Fassung) der American Psychiatric Association. In der fünften Fassung, die für Frühsommer 2013 vorgesehen ist, soll die Binge-Eating-Störung zu einer offiziellen Diagnose werden.
Die Betroffenen erleben Essanfälle, bei denen sie eine größere Nahrungsmenge zu sich nehmen, als die meisten Menschen unter ähnlichen Bedingungen essen würden. Während des Essanfalls verlieren sie die Kontrolle über das Essen.
Die Essanfälle treten gemeinsam mit mindestens drei der folgenden Symptome auf.
Die Betroffenen:

- essen wesentlich schneller als normal
- essen bis zu einem unangenehmen Völlegefühl
- essen aus Scham alleine
- essen ohne hungrig zu sein
- haben Ekelgefühle gegenüber sich selbst, Deprimiertheit, Schuldgefühle wegen des übermäßigen Essens
- leiden unter den Essanfällen
- haben mindestens an zwei Tagen in der Woche in einem Zeitraum von sechs Monaten Essanfälle (aktualisiert wird im DSM-5: an einem Tag in der Woche in einem Zeitraum von drei Monaten)
- unternehmen keine Gegenmaßnahmen zur Gewichtskontrolle.

ter, offiziell heißt es: meistens etwa zwischen dem 20. und 30. Lebensjahr. Allerdings ergeben Befragungen, dass viele Betroffene die ersten Essanfälle bereits im Alter zwischen elf und 13 Jahren erlebten. Eine Binge-Eating-Störung kann aber auch erst mit 40 oder 50 Jahren auftreten. Es gibt also kein eng umschriebenes Zeitfenster für den Beginn der Erkrankung, wie es bei der Anorexia nervosa und der Bulimia nervosa ausgemacht werden kann. Etwa drei Prozent der Bevölkerung – meistens Erwachsene – sind betroffen. Bei Menschen mit (starkem) Übergewicht sind es mehr: Bei Frauen mit Adipositas liegt elfmal häufiger und bei adipösen Männern 20-mal häufiger eine Störung im Essverhalten vor als bei normalgewichtigen Männern und Frauen, so das Ergebnis einer neueren epidemiologischen Studie. Etwa 20 von 100 Teilnehmerinnen und Teilnehmer eines Programms zur Gewichtsreduktion leiden unter einer Binge-Eating-Störung, manche Studien sprechen sogar von 40 von 100. Dieser relativ hohe Anteil kann dadurch erklärt werden, dass viele Binge-Eaters vergleichsweise unzufriedener sind mit Figur und Gewicht als übergewichtige Menschen ohne eine Binge-Eating-Störung und deshalb der Drang abzunehmen stärker ist.

Die Binge-Eating-Störung ist keine „Frauenkrankheit" wie die Anorexie oder die Bulimie und tritt häufiger auch bei Männern auf. Schätzungen gehen davon aus, dass etwa ein Drittel bis die Hälfte der Betroffenen männlich ist.

Kinder und Jugendliche

Die Binge-Eating-Störung gilt als eine „Erwachsenenkrankheit", doch es mehren sich die Hinweise, dass diese Essstörung bereits in der Kindheit und Jugend auftritt.

Fragt man erwachsene Betroffene, so berichten viele davon, dass sie ihre ersten Essanfälle bereits als Kind erlebten. Expertinnen und Experten gehen zwar davon aus, dass das Vollbild einer Binge-Eating-Störung im Kindesalter relativ selten, Essanfälle dagegen relativ häufig auftreten. In Studien fand sich Binge Eating bei 20 bis 30 Prozent übergewichtiger Jugendlicher, die wegen ihres Gewichts professionelle Hilfe aufsuchten. In einer deutschen Studie wurden die Eltern von über 2000 fünf- bis sechsjährigen Kinder befragt, die in Aachen eingeschult wurden. Zwei Prozent der Kinder zeigten Essanfälle.

Gerade wenn Binge Eating bereits im Kindesalter auftritt, geht dem meistens kein Diätverhalten voraus, wie es für Teenager mit Bulimia nervosa typisch ist. Fachleute unterscheiden bei der Binge-Eating-Störung zwischen diesem „Binge first"-Subtyp und dem „Diet first"-Subtyp. Bei Letzteren tritt die Störung eher erst im Erwachsenenalter auf, wenn die Betroffenen schon verschiedene Diätversuche hinter sich haben.

Kinder und Jugendliche erfüllen oftmals nicht alle Kriterien einer Binge-Eating-Störung. So ist zum Beispiel ungeklärt, ob Mädchen und Jungen überhaupt einen Kontrollverlust bewusst erleben können, da sie sowieso weniger über ihr

Essen bestimmen. Und Kinder sind nicht unbedingt in der Lage, Schuld- und Schamgefühle zu formulieren. Doch auch Kinder bestätigen, dass sie manchmal essen ohne stoppen zu können, dass sie essen, ohne Hunger zu haben. Lebensmittel verschwinden, der Kühlschrank ist ausgeräumt. Und auch bei Kindern scheinen solche Essanfälle mit Kummer und Leiden einherzugehen. Weil die Binge-Eating-Störung bei Kindern vermutlich etwas anders aussieht als bei Erwachsenen, haben einige Forscher versucht, spezielle „Kinder-Kriterien" (s. Kasten) zu entwickeln.

Bei Kindern zeigt sich ein Zusammenhang – wenn auch kein notwendiger – zwischen Übergewicht und Binge Eating. Übergewichtige Kinder haben ein größeres Risiko, eine Binge-Eating-Störung zu entwickeln, und umgekehrt: Kontrollverlust beim Essen macht es wahrscheinlicher, dass die Kinder später zu viel wiegen. Dicke Kinder werden gehänselt und schikaniert, was wiederum depressive Verstimmungen oder Ängste hervorrufen kann und sich auf das Selbstwertgefühl und Essverhalten auswirkt.

Körperliche Folgen

Übergewicht kann den Startschuss geben für eine Vielzahl von Krankheiten, allen voran Bluthochdruck: Bei etwa der Hälfte der Menschen, die zu viele Pfunde mit sich herumschleppen, steigt der Blutdruck auf oder über die Grenze von 140/90 mmHg. Ab diesem Wert sollten Sie einen Arzt aufsuchen, denn ein Hochdruck ist wiederum einer der größten Risikofaktoren für Schlaganfall und Herzinfarkt, für Herzschwäche, Nierenversagen und Gefäßschäden. Zudem steigt durch das Übergewicht das Risiko für Diabetes, für Arthrose, Asthma oder Krebs. Besonders gefürchtet ist das metabolische Syn-

INFO Provisorische Kriterien für Kinder

Bei Kindern äußert sich eine Binge-Eating-Störung etwas anders als bei Erwachsenen – die genauen Kriterien sind aber noch nicht klar. Diskutiert werden zum Beispielt folgende: Wiederholte Episoden von Binge-Eating, die charakterisiert sind durch:

- Essen ohne Hunger zu haben (z. B. nach einer Hauptmahlzeit)
- Kontrollverlust

Essattacken sind durch folgende Merkmale (ein oder mehrere) charakterisiert:

- Essen als Antwort auf negative Gefühle (z. B. Traurigkeit, Langeweile etc.)
- Essen als Belohnung
- Essen wird stibitzt oder versteckt
- Symptome sind seit mindestens drei Monaten zu beobachten
- Essen wird nicht gefolgt von kompensatorischem Verhalten (Erbrechen, Fasten, exzessiver Sport).

(nach Marcus und Kalarchian)

INFO **Wahrheiten über Adipositas**

Adipositas...

- ... ist keine Ess-Störung.
- ... ist nicht primär das Ergebnis von Willensschwäche.
- ... ist durch das komplexe Zusammenspiel von genetisch-biologischen Grundlagen, Umweltfaktoren und verhaltensbezogenen Faktoren bedingt.
- ... hat den Stellenwert einer chronischen Erkrankung.

(Quelle: Deutsche Gesellschaft für Essstörungen (DGESS) e.V.)

drom, bei dem Übergewicht mit gestörten Blutfett- und Blutzuckerwerten sowie mit zu hohem Blutdruck zu einem gefährlichen „Quartett" zusammenkommt.

Das Risiko für einen Schlaganfall oder Herzinfarkt erhöht sich entsprechend. Wenn Sie gefährdet sind, lassen Sie in regelmäßigen Abständen ihren Blutdruck, Blutzucker, Cholesterin und Triglyzeride beim Arzt überprüfen.

Auch dicke Kinder bleiben vor solchen medizinischen Komplikationen nicht verschont. Auch sie haben bereits Veränderungen am Herzen, wie sie bei erwachsenen Patienten mit Bluthochdruck, Diabetes mellitus oder Erkrankungen der Herzkranzgefäße auftreten. Und viele der massiv übergewichtigen, also adipösen Kinder leiden an Gelenkschäden, Bluthochdruck, Typ 2 Diabetes oder an einer Fettleber. Neben diesen medizinischen Folgen müssen übergewichtige Menschen Kommentare und Blicke ihrer Mitmenschen aushalten, die auf ihren fülligen Körper abzielen. Manche gehen kaum noch raus, vermeiden Schwimmbäder, Sauna, Strand, Partys und Sportgruppen und ziehen sich zurück. Einmal abgesehen davon, dass sich viele sowieso nicht sehr mobil fühlen, weil Gehen und Treppensteigen schwerfällt. Wichtig ist es deshalb für alle Binge Eaters, in Bewegung zu kommen – es muss ja nicht unbedingt „richtiger" Sport sein (Seite 71).

Psychische Probleme

Menschen mit Binge Eating fühlen sich in der Regel durch ihr Übergewicht und durch die Essanfälle sehr belastet, sie schämen sich dafür und versuchen, ihre Krankheit vor anderen zu verstecken. Sie werfen sich Versagen vor, weil sie es nicht schaffen, ihr Essverhalten in den Griff zu bekommen. „In schlimmen Momenten beschimpfe ich mich selbst als charakterloses, fettes Schwein", berichtet ein Mann mit einer Binge-Eating-Störung. „Ich kann nichts" oder „Alle anderen sind besser als ich" oder „Ich bin dafür nicht gut genug" sind zum Beispiel weitere Gedanken, die demonstrieren, wie wertlos sich die Betroffenen oft fühlen. Ihren Selbstwert reduzieren sie ganz auf den – vermeintlich hässlichen – Körper.

Ein niedriges Selbstwertgefühl, aber auch depressive Verstimmungen (Seite 132) gehen häufig mit einer Binge-Eating-Störung einher. Die Betroffenen ziehen sich zurück, leiden an Einsamkeit, was wiederum Fressattacken hervorruft. In einer amerikanischen Untersuchung zeigte sich, dass knapp ein Drittel derjenigen Mädchen und Jungen, die die Kriterien einer Binge-Eating-Störung erfüllen, schon einmal einen Suizidversuch verübt haben. Bei Kindern ohne Essanfälle waren es weniger als zehn Prozent. Es fällt ihnen zudem oft relativ schwer, Impulse zu kontrollieren. Was sich nicht nur beim Essen bemerkbar macht: Menschen mit einer Binge-Eating-Störung sind gefährdet, eine Abhängigkeitserkrankung (Seite 140) zu entwickeln.

Andererseits berichten Betroffene von einem großen Bedürfnis nach Kontrolle und haben hohe moralische Standards im Kopf. So verbieten sie sich gleichzeitig viele Dinge, die ihnen Spaß machen würden. Zum Beispiel wünschen sich viele eine Partnerschaft und Sexualität, können sich aber nicht vorstellen, jemanden so nah an sich heranzulassen.

Übergewichtige Binge Eaters leiden sehr unter den zu vielen Pfunden – gleichzeitig spüren sie aber, dass die „dicke Haut" auch als Schutz fungiert, um sich andere Menschen „vom Leib zu halten". „Als ich abgenommen hatte, fühlte ich mich total schutzlos", erzählt eine Betroffene. „Plötzlich liefen mir die Männer hinterher, das hat mir große Angst gemacht."

ANDERE ESSSTÖRUNGEN: MEHR ALS EIN REST

Neben Anorexie, Bulimie und Binge Eating bleibt ein „Rest" von Essstörungen, die sich nicht in diese drei Krankheitsbilder einordnen lassen. Nur: Dieser „Rest" ist mehr als das, nämlich die Mehrzahl: **Über die Hälfte der Essstörungen umfassen nicht alle Symptome – atypische Essstörungen – oder sind Syndrome, die als neue Essstörung diskutiert werden.**

Klassifikation im Fluss

Forscherinnen und Forscher wünschen sich, dass diese „Restkategorie" verschwindet. Dabei steht die Einteilung der Essstörungen generell zur Diskussion: Handelt es sich bei der Magersucht, Ess-Brech-Sucht und Essanfallsstörung wirklich um klar definierte Krankheitsbilder? Schließlich geht eine Anorexie häufiger in eine Bulimie über, auch Magersüchtige haben Heißhungeranfälle und erbrechen sich, auch Bulimikerinnen haben Essanfälle, ohne sich zu erbrechen, womit sie wiederum schwer von den Binge-Eaters abzugrenzen sind. Haben wir es nicht vielmehr mit einem Kontinuum von Essstörungen zu tun, das sich zwischen zwei Polen bewegt? Dabei stehen auf der einen

Seite das extreme Verbot und die übergroße Kontrolle und auf der anderen Seite die Essattacken und die hohe Impulsivität.

Die Klassifizierung der Ess-Störungen ist jedenfalls im Fluss: Das zeigt das Beispiel der Binge-Eating-Störung, die sowohl im ICD-10 als auch im DSM-IV (s. Kasten) bisher offiziell unter die **nicht näher bezeichneten Essstörungen** fällt, im DSM-IV aber immerhin im Anhang als Forschungsdiagnose erwähnt und in der Praxis schon lange als eigene Essstörung behandelt wird. Es zeichnet sich ab, dass in einer nächsten Fassung des DSM die Binge-Eating-Störung den Status einer offiziellen Diagnose erhalten wird.

KLASSIFIKATION DER KRANKHEITEN

Um eine Krankheit zu diagnostizieren, nutzen Fachleute offizielle Diagnosekriterien, wie sie im ICD oder im DSM festgeschrieben sind. Das ICD (International Classification of Diseases = Internationale Klassifikation von Erkrankungen) wird von der Weltgesundheitsorganisation (WHO) herausgegeben und ist derzeit in der zehnten Fassung (ICD-10) gültig. Die American Psychiatric Association (Verband der amerikanischen Psychiater) erstellt das DSM (Diagnostic and Statistical Manual of Mental Disorders = Diagnostisches und statistisches Manual Psychischer Störungen). Derzeit ist die vierte Fassung (DSM-IV) verbindlich. Beide Klassifikationssysteme werden derzeit aktualisiert. Das DSM-5 ist für Mai 2013 geplant, das ICD-11 soll 2014 der WHO zur Abstimmung vorgelegt werden.

Atypische Essstörungen

Innerhalb der nicht näher bezeichneten Essstörungen machen die **atypischen Essstörungen** den größten Bereich aus. Bei jedem sechsten bis zehnten Mädchen findet sich eine atypische Essstörung, bei der ein Hauptsymptom einer klassischen Essstörung fehlt, manchmal auch mehrere. So hat eine junge Frau zum Beispiel einen BMI von 17,9 – liegt somit über der Grenze von 17,5 –, ansonsten erfüllt sie aber alle Kriterien einer Magersucht (Seite 31). Fachleute sprechen in diesem Fall von einer **atypischen Anorexia nervosa**. Oder eine Bulimikerin leidet nicht so deutlich an einer krankhaften Furcht vor einer Gewichtszunahme, so dass die Diagnose **atypische Bulimia nervosa** lautet.

Generell werden atypische Ess-Störungen so behandelt wie das Vollbild einer Essstörung. Denn auch wenn nicht alle Kriterien einer Anorexia oder Bulimia nervosa oder auch Binge-Eating-Störung erfüllt sind, kann die Erkrankung trotzdem schwerwiegend sein. Es gibt inzwischen ausreichend Hinweise, dass sich Patientinnen und Patienten mit einer atypischen Essstörung hinsichtlich Schweregrad, Verlauf und Prognose der Erkrankung nicht sehr von Patientinnen und Patienten unterscheiden, die das Vollbild einer Essstörung aufweisen.

Auch diese Tatsache gibt den Forscherinnen und Forschern zu denken, so dass sie dazu tendieren, die Diagnosekriterien zukünftig zu lockern. So soll in einer überarbeiteten Fassung des DSM-IV, nämlich im DSM-5, bei der Anorexia nervosa beispielsweise das Kriterium der Amenorrhö (Ausbleiben der Monatsblutung) wegfallen. Um die Diagnose einer Bulimia nervosa zu erfüllen, wird es demnächst reichen, wenn die Betroffenen einmal pro Woche (statt zweimal) einen Essanfall samt Gegenmaßnahmen erleben.

„Neue" Krankheitsbilder

Expertinnen und Experten sind sich uneinig, ob folgende Krankheitsbilder als eigenständige, neue Essstörungen gelten sollten oder nicht. Auch hier gibt es noch Forschungsbedarf.

Purging-Disorder: Diese Bezeichnung schlagen einige Forscher vor für Patientinnen, die keine objektiven Essanfälle erleben und sich schon nach normalen Mahlzeiten oder Snacks erbrechen oder andere kompensatorische Maßnahmen ergreifen. Die Patientinnen empfinden bereits kleine Essensportionen als zu groß.

Andere Fachleute bezweifeln die Notwendigkeit einer neuen Diagnose und plädieren dafür, diese Patientinnen der Bulimia nervosa zuzuordnen und bei der Definition dieser Essstörung auf das Kriterium der „objektiv großen Essanfälle" zu verzichten. Patientinnen mit einer Purging Disorder können genauso schwer erkrankt sein wie Bulimie-Patientinnen, auch bei ihnen ist ein auffallend restriktives Essverhalten und eine Körperschemastörung zu beobachten, Verlauf und Prognose der Krankheit ähneln sich. Deshalb empfehlen die Autorinnen und Autoren der Leitlinie, diese Störung genauso zu behandeln wie eine Bulimia nervosa.

Night-Eating-Syndrom: Diese Patientinnen und Patienten essen beträchtliche Mengen, etwa ein Viertel der täglichen Nahrungsmenge, nach dem Abendessen: entweder noch am Abend vor dem Zubettgehen oder in der Nacht: Sie wachen mit einem Heißhunger auf und plündern den Kühlschrank – häufig in einem halbwachen, schlafwandlerischen Zustand, sodass sie sich am nächsten Morgen nicht erinnern können. Folgen: Die Betroffenen haben morgens keinen Appetit, legen an Gewicht zu und sind tagsüber müde und reizbar.

Obwohl das Phänomen erstmals schon 1955 beschrieben worden ist, existiert bis heute keine verbindliche Definition. Handelt es sich um eine eigenständige Essstörung oder um eine Variante der Binge-Eating-Störung? Ist es überhaupt eine Essstörung oder vielmehr eine Schlafstörung? Zunehmend interessieren sich nämlich auch Schlafforscherinnen und -forscher für dieses Phänomen.

Eine kognitive Verhaltenstherapie kann helfen, Auslöser zu erkennen und mögliche Alternativen für das gestörte Verhalten zu finden.

Orthorexia nervosa: Bei der Orthorexie steht die Qualität der Lebensmittel im Vordergrund, nicht die Quantität (zu viel oder zu wenig). Der Begriff ist aus dem Griechischen abgeleitet, wobei „orthos" so viel bedeutet wie „richtig" und „orexis" für Appetit steht. Viele Menschen ernähren sich glücklicherweise „richtig", das heißt vollwertig und ausgewogen, doch bei einigen wächst sich das Bedürfnis nach gesunder Ernährung zu einer Ideologie aus. Sie sind regelrecht besessen, rechnen Kalorien und Nährstoffe aus, vermeiden jegliches Genussmittel, verzichten auf Lebensmittel mit irgendwelchen Zusatzstoffen, betrachten Süßigkeiten als Gift und würden sich keine „Ernährungssünde" verzeihen.

Es ist unklar, ob es sich bei diesem perfektionistischen Lebensstil schon um eine Essstörung oder um einen Risikofaktor für eine Essstörung handelt. Die Wissenschaft jedenfalls scheint sich eher für Letzteres entschieden zu haben, denn über dieses Krankheitsbild wird kaum geforscht. Umso mehr spielt die Orthorexia nervosa in den Medien eine Rolle.

Viele Essstörungen beginnen damit, dass die Betroffenen sich auf „gesunde" Lebensmittel beschränken und vermeintlich „ungesunde" verteufeln. Letztlich entscheidet der individuelle Leidensdruck darüber, ob es sich um eine psychosomatische Störung handelt. Wenn – wie bei anderen Essstörungen auch – die Gedanken nur ums Essen kreisen, starke Schuldgefühle bei „Regelverstößen" auftreten, die Betroffenen sich isolieren, sollte eine psychotherapeutische Behandlung in Erwägung gezogen werden.

DAS GEWICHT

Wie viel ist zu viel? Und wie viel ist zu wenig? Um das Körpergewicht zu beurteilen, lässt sich der sogenannte Body-Mass-Index (BMI) errechnen. Der BMI beschreibt das Verhältnis des Körpergewichts zur Körpergröße und wird nach folgender Formel berechnet:

$$\frac{\text{Körpergewicht (kg)}}{[\text{Körpergröße x Körpergröße (m2)}]} = \text{BMI}$$

Wenn Sie also 1,70 m groß sind und 60 kg wiegen, rechnen Sie wie folgt:

$$\frac{60}{[1{,}70 \times 1{,}70]} = 20{,}8 \text{ kg/m}^2$$

Mit einem BMI von rund 21 liegen Sie damit im normalen Bereich. Wiegen Sie allerdings bei der gleichen Größe 50 kg, gelten Sie als untergewichtig. Mit 80 kg wären Sie übergewichtig.

Erwachsene Menschen mit einem BMI von 18,5 bis 24,9 haben ein normales Gewicht. Die Grenze zum Untergewicht liegt bei 18,5, die Grenze zum Übergewicht bei 25. Sowohl Unter- als auch Übergewicht lassen sich noch einmal in verschiedene Stufen einteilen (s. Tabelle) – abhängig vom gesundheitlichen Risiko. Der BMI sagt allerdings nur etwas über

BMI MÄDCHEN

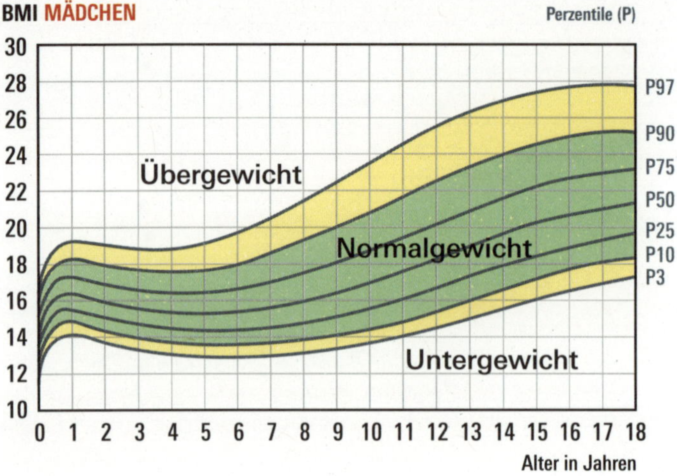

Bei der Frage, welcher BMI-Wert für Kinder der richtige ist, helfen die Perzentilen (P) weiter. Für Mädchen und Jungen gibt es unterschiedliche Entwicklungskurven.

BMI JUNGEN

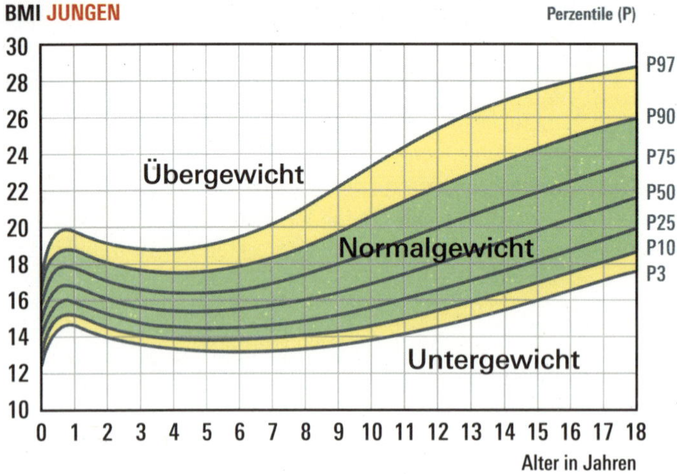

das gesamte Körpergewicht aus und macht keine Angaben zum Fettanteil. Die Fettmasse ist nur ein Teil der Körpermasse – neben Muskeln, Knochen und Organen. Zwei Menschen können den gleichen BMI, aber eine unterschiedliche Menge Körperfett haben. Ein Bodybuilder mit viel Muskeln und wenig Körperfett wird nach dem BMI womöglich als übergewichtig oder sogar adipös eingestuft, während ein körperlich inaktiver Mensch, der normalgewichtig ist, unter Umständen einen hohen Fettanteil besitzt.

Im Bereich des Übergewichts spielt außerdem die Fettverteilung eine Rolle, die ebenfalls mit dem BMI nicht erfasst wird. Der klassische Bierbauch der Männer („Apfelform") ist gefährlicher als das Fett um Po und Hüften herum („Birnenform"), zu dem meistens die Frauen neigen. Denn das im Bauchraum verteilte Fett belastet u. a. durch Freisetzen von Botenstoffen die Blutgefäße und stört Stoffwechselvorgänge. So ist das Risiko für Herz-Kreislauf-Erkrankungen und Diabetes bei der Apfelform höher. Im Bereich des Unterge-

BODY-MASS-INDEX	
Kategorie	**BMI**
hochgradiges Untergewicht Grad II	< 13,0
hochgradiges Untergewicht Grad I	13,0 bis 15,9
mäßiggradiges Untergewicht	16,0 bis 16,9
leichtgradiges Untergewicht	17,0 bis 18,49
Normalgewicht	18,5 bis 24,9
Übergewicht	25,0 bis 29,9
Adipositas Grad I	30,0 bis 34,9
Adipositas Grad II	35,0 bis 39,9
Adipositas Grad III	≤ 40

Tabelle für Erwachsene

wichts gilt: Ein stabiles Untergewicht ist weniger gefährlich bezüglich Herz-Kreislauf-Komplikationen, als wenn das Gewicht rapide nach unten geht.

TIPP
Um das Gewicht nicht zu verfälschen, sollten Sie sich ohne Schuhe und unbekleidet oder in Unterwäsche auf die Waage stellen.

Kinder und Jugendliche

Bei Kindern und Jugendlichen ist es weitaus komplizierter, den BMI-Wert zu beurteilen, da sie noch wachsen. Bis zum 18. Lebensjahr sollten Sie Perzentilkurven zu Hilfe nehmen. Dort finden Sie für jedes Alter Referenzwerte, die auf einer Stichprobe von über 34 000 deutschen Kindern und Jugendlichen basieren.

Die entsprechenden BMI-Werte werden einer Perzentile zugeordnet. Eine Perzentile gibt an, wie viel Prozent der gleichaltrigen untersuchten Personen einen kleineren BMI-Wert haben. Je größer die Perzentil-Angabe, desto höher liegt auch das Gewicht und umgekehrt. Hat zum Beispiel ein 13-jähriger Junge einen BMI von 20,62, liegt er in der 75. Perzentile. Das bedeutet: 75 Prozent der 13-jährigen Jungs wiegen weniger. Damit hat der Junge ein normales Gewicht. Denn als Untergewicht gilt ein Wert, der unter der zehnten BMI-Perzentile liegt. Das heißt: Nur jedes zehnte Kind wiegt noch weniger. Wenn ein Kind unter die dritte Altersperzentile fällt, ist häufig eine schnelle Aufnahme in einer spezialisierten Klinik erforderlich. Und erst ab der 90. Perzentile sprechen die Expertinnen und Experten von Übergewicht – die meisten Kinder, nämlich 90 Prozent, haben ein geringeres Gewicht. Adipöse Kinder und Jugendliche liegen bei der 97. Perzentile oder darüber.

BMI-RECHNER IM NETZ
Den BMI Ihres Kindes können Sie sich auf www.mybmi.de ausrechnen lassen. Die Ergebnisse können Sie speichern, um den Verlauf beurteilen zu können. Der BMI-Rechner auf den Seiten der Bundeszentrale für gesundheitliche Aufklärung (BzgA, www.bzga-essstoerungen.de, Link „Betroffene") ermittelt ebenfalls den BMI von Kindern oder auch von Erwachsenen.

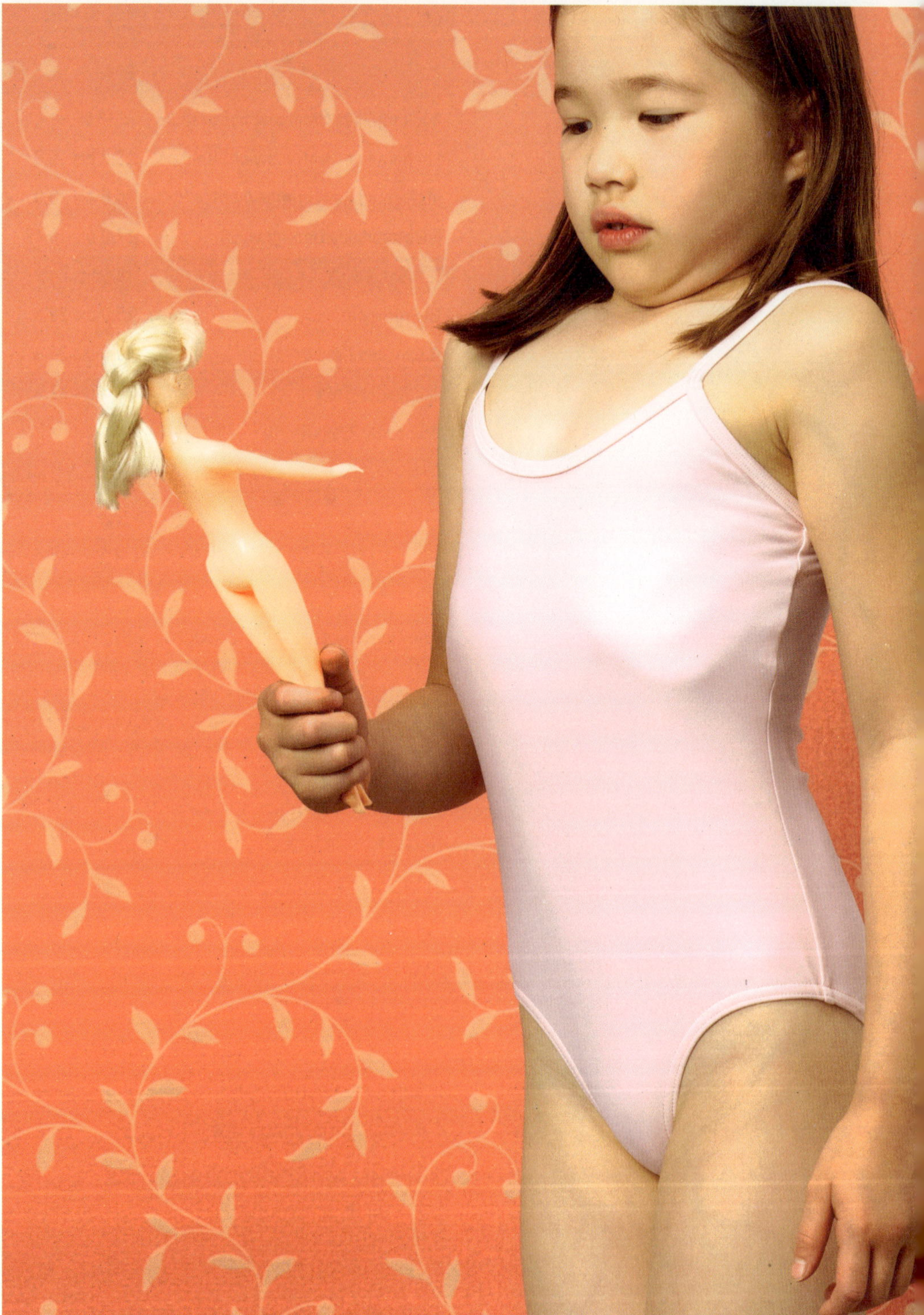

ESSSTÖRUNGEN ERKLÄREN

Nicht das Elternhaus macht krank. Auch die Betroffenen sind nicht schuld. Essstörungen sind komplexe Erkrankungen, bei denen biologische, psychologische und soziokulturelle Einflüsse zusammenwirken. Vor allem Mädchen und junge Frauen mit einem geringen Selbstwertgefühl versuchen in Kulturen, die ein Schlankheitsideal propagieren, abzunehmen, was bei Veranlagung und bestimmten Persönlichkeitsmerkmalen zu einer Essstörung führen kann.

BIOLOGIE

Der Mensch ist viel zu komplex, als dass man eine Essstörung nur durch eine Ursache erklären könnte. Viele Faktoren müssen zusammenkommen, damit sich vor dem Hintergrund einer genetischen Disposition eine Essstörung entwickelt. Sah man vor wenigen Jahren noch die Hauptursache im psychosozialen Bereich, ist inzwischen klar, dass auch biologische Faktoren eine Rolle spielen. Die vielfältigen körperlichen und psychischen Auswirkungen des Hungerns bei der Magersucht machen es zudem schwer, noch zwischen Ursachen und Folgen einer Essstörung zu unterscheiden.

Die neuen Erkenntnisse zur Genetik und (Neuro-)Biologie (s. Interview) von Essstörungen können Schuldgefühle (Seiten 18 und 68) nehmen: Befragungen zeigen, dass 60 von 100 Eltern glauben, dass sie verantwortlich sind für die Essstörung ihres Kindes, und fast ein Drittel der magersüchtigen Betroffenen denkt, selbst schuld zu sein. Dass der biologische Anteil größer ist, als man bisher glaubte, kann alle Beteiligten entlasten.

Genetik

Bei Essstörungen liegt eine Veranlagung vor – vor allem bei Anorexia nervosa und auch Bulimia nervosa –, während die Binge-Eating-Störung weniger stark genetisch bedingt zu sein scheint. Zum Beispiel haben Töchter von anorexiekranken Müttern im Vergleich zu Frauen ohne familiäre Belastung ein etwa elfmal höheres Risiko, ebenfalls an einer Anorexia nervosa zu erkranken. Bei einer Bulimia nervosa

INTERVIEW

Essstörungen – neurowissenschaftlich betrachtet

Ein Interview mit Priv.-Doz. Dr. Hans-Christoph Friederich, leitender Oberarzt an der Klinik für Allgemeine Innere Medizin und Psychosomatik des Universitätsklinikums Heidelberg und Mitautor der wissenschaftlichen Leitlinie zu Essstörungen. Der Facharzt für Psychosomatische Medizin und Psychotherapie mit tiefenpsychologischer Ausbildung forscht auch über die Neurobiologie der Essstörungen.

Essstörungen sind als psycho-biologische Krankheitsbilder zu verstehen. Das zeigt auch die Hirnforschung. Was sind das für Studien?
Es gibt im Wesentlichen drei Ansätze in der neurowissenschaftlichen Forschung: Mithilfe zum Beispiel einer Magnetresonanztomografie (MRT) untersucht man die Hirnstruktur, also anatomische Veränderungen, was die Größe des Hirns oder bestimmter Hirnregionen angeht. Zweitens erlaubt zum Beispiel die funktionelle Magnetresonanztomografie (fMRT) Aussagen über die Hirnfunktion, also über Veränderungen in der regionalen Durchblutung bei bestimmten Aufgaben. Und drittens ermöglicht die Positronenemissionstomografie (PET) die Untersuchung bestimmter Botenstoffe im Gehirn. Die meisten Studien existieren zur Anorexia nervosa – bisher gibt es aber nur erste Hinweise auf Veränderungen, wobei man gerade bei der Magersucht schwer auseinanderhalten kann, was Ursache der Krankheit ist und was Folge der Abmagerung.

Welche Veränderungen zeigen die Studien, was die Hirnstruktur angeht?
Bei der Anorexia nervosa hat man eine Abnahme des Hirnvolumens durch das massive Untergewicht festgestellt. Wenn die Betroffenen wieder zunehmen, erreicht das Gehirn meistens wieder die normale Größe. Es gibt aber eine Forschungsrichtung, die sich mit der Frage beschäftigt, ob bestimmte Hirnregionen nicht doch dauerhaft kleiner bleiben. Es werden zwei Regionen diskutiert, wobei die eine mit der mangelnden kognitiven Flexibilität der Anorexie-Patientinnen in Verbindung gebracht wird und die andere mit der Körperbildstörung. Das sind zwar nur Vermutungen, passt aber zu den Befunden, die neuropsychologische Tests ergeben haben.

Bei diesen Tests mussten die Versuchspersonen bestimmte Aufgaben lösen und dabei hat man die Aktivierung in den Hirnregionen gemessen. Was ist dabei herausgekommen?
Wenn man Anorexie-, aber auch Bulimiepatientinnen Bilder von Körperpartien präsentiert und dabei die funktionelle Bildgebung einsetzt, zeigt sich Folgendes: Bei den essgestörten Versuchspersonen ist das Belohnungssystem im Gehirn bei extrem dünnen Körpern aktiviert, während es bei Gesunden am stärksten bei den normalgewichtigen Körpern reagiert. Damit ergibt sich eine neurobiologische Parallele zu Menschen mit Abhängigkeitserkrankungen: Auch bei ihnen reagiert

das Belohnungssystem nur, wenn der Suchtstoff präsentiert wird, bei ansonsten verminderter Aktivierung.

Wie sieht es aus mit Aufgaben zur kognitiven Flexibilität – Patientinnen und Patienten neigen ja zu stereotypem, rigidem Verhalten, nicht nur in Bezug auf das Essen.
Ein Standardtest ist zum Beispiel, dass die Versuchspersonen bestimmten Zahlen bestimmte Buchstaben zuordnen und dabei zwischen Buchstaben- und Zahlenreihen hin- und herspringen müssen. Dieses Hin- und Herschalten fällt Menschen mit Magersucht schwer, sodass sie bei diesen Tests schlechter abschneiden als die gesunden Kontrollpersonen: Sie brauchen länger und machen mehr Fehler. Gleichzeitig sieht man im MRT, dass die fronto-basalen Schleifensysteme weniger aktiviert sind als bei den Gesunden.

Was hat es mit diesen Schleifensystemen auf sich?
Das sind Netzwerke zwischen Frontalhirn und tieferen Hirnregionen, sie sind unter anderem für die kognitive Kontrolle und die Handlungssteuerung zuständig. Ferner stehen sie in engem Austausch mit unserem limbischen System, das unter anderem für die Verarbeitung von Gefühlen verantwortlich ist. Die Ergebnisse der funktionellen MRT werden gestützt durch PET-Untersuchungen, die Veränderungen der Aktivität von Botenstoffen wie Serotonin oder Dopamin (s. Text) in diesen Schleifensystemen sowie im limbischen System nachweisen konnten. Die fronto-basalen Schleifensysteme reifen in der Pubertät – es könnte sich bei Essstörungen also um eine genetisch bedingte Entwicklungsverzögerung oder -störung handeln, die in der Pubertät und den damit einhergehenden hormonellen Veränderungen zum Vorschein kommt.

Haben diese Erkenntnisse Konsequenzen für die Therapie?
Man nutzt diese Befunde, um neurowissenschaftliche Therapieansätze abzuleiten. Erste Erfahrungen hat man mit dem sogenannten kognitiven Remediationstraining sammeln können. Remediation kommt aus dem Englischen und heißt so viel wie Förderunterricht. Die Patientinnen und Patienten lösen Aufgaben am Computer – Computerspielen ähnlich –, wobei sie sich ziemlich rasch umstellen müssen auf sich ändernde Aufgaben und Spielregeln. Das sollen sie jeden Tag 45 Minuten üben. Zusätzlich erproben sie kleinere Verhaltensexperimente im Alltag: Zum Beispiel mal die Tür mit der anderen Hand aufschließen oder morgens den Ablauf im Bad ändern. Das braucht Zeit, aber die Patientinnen und Patienten machen dabei die Erfahrung: Ich kann es auch mal anders machen.

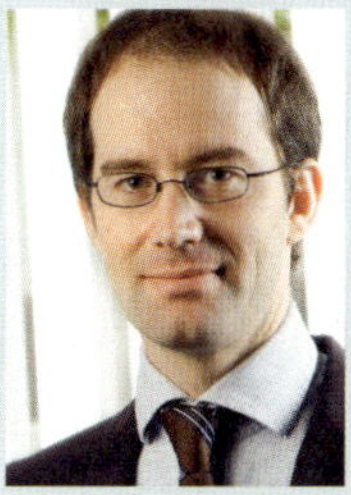

Priv.-Doz. Dr. Hans-Christoph Friederich

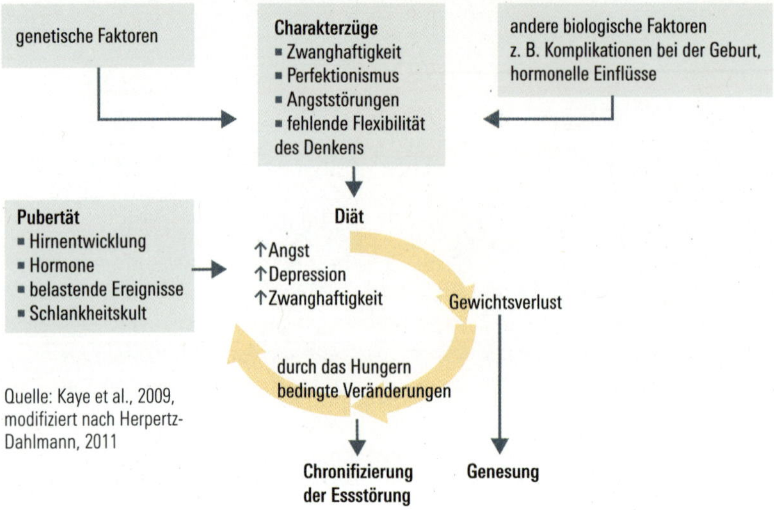

Quelle: Kaye et al., 2009, modifiziert nach Herpertz-Dahlmann, 2011

ist das Risiko drei- bis viermal höher. Zudem fand man in belasteten Familien bei nahen Verwandten neben den Essstörungen auch signifikant häufiger Zwangsstörungen oder depressive Erkrankungen. In den Familien bulimischer Patientinnen litten Verwandte auffallend häufig an einer Suchterkrankung. Von daher vermuten manche Fachleute, dass es gemeinsame genetische Faktoren für verschiedene psychische Erkrankungen gibt.

Für eineiige Zwillingsgeschwister von an Magersucht oder Bulimie Erkrankten ergab sich eine höhere Wahrscheinlichkeit, auch eine Essstörung zu entwickeln, als bei zweieiigen Zwillingen. Ein erhöhtes Risiko für den Zwilling konnte nachgewiesen werden, unabhängig davon, ob die eineiigen Zwillinge gemeinsam oder in getrennten Familien aufgewachsen sind. Der genetische Anteil scheint also größer zu sein als eine gemeinsam erlebte Umwelt.

Es gibt allerdings kein einzelnes Magersuchts- oder Bulimie-Gen. Fast 200 Gene wurden bisher untersucht, darunter zum Beispiel solche, die mit den Neurotransmittern Serotonin, Dopamin oder Opioiden zu tun haben – Botenstoffe im Gehirn, die Auswirkungen auf die Stimmung haben und Gefühle regulieren. Es besteht die Vermutung, dass bei Menschen mit Essstörungen das Neurotransmittersystem um den Botenstoff Serotonin besonders anfällig ist. Es wird mit Störungen im Gefühlserleben, mit Angst- und Zwangserkrankungen (S. 134) sowie mit Störungen der Appetitregulation assoziiert. Auch ist ein Gen ins Visier der Forscher geraten (MC4R), das bei Mutationen eine Adipositas, Bulimia nervosa oder Binge-Eating-Störung fördern könnte. Es gelang jedoch bisher nicht, diese Zusammenhänge zu erhärten. Trotz zahlreicher Studien konnte bisher keine sichere Beteiligung eines spezifischen Gens nachgewiesen werden.

Sonstige biologische Faktoren

Komplikationen während Schwangerschaft und Geburt erhöhen das Risiko, an einer Anorexia oder Bulimia nervosa zu erkranken. Dazu gehören vor allem eine Frühgeburt, aber auch ein Schwangerschafts-Bluthochdruck (Präeklampsie) der Mutter, Verletzungen des Kindes, die unter der Geburt aufgetreten sind (z. B. eine Schwellung am Kopf des Kindes, Kephal-

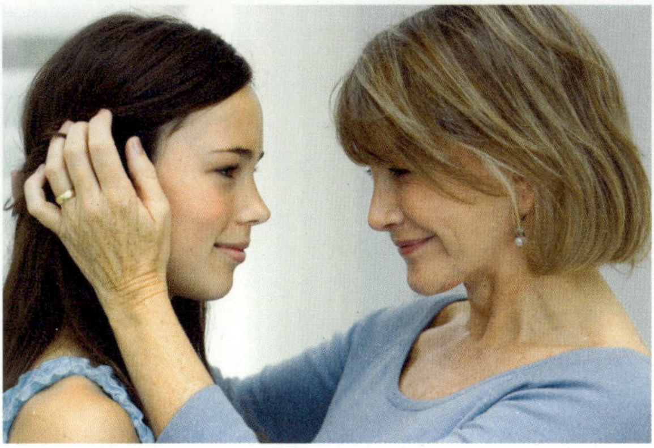

hämatom, die sich wieder zurückbildet) oder Herzprobleme des Neugeborenen. So zeigte eine große Studie mit 3900 Probanden, dass Patientinnen und Patienten mit einer Anorexia nervosa häufiger zu früh geboren waren als gesunde Personen und mit höherer Wahrscheinlichkeit ein Kephalhämatom aufwiesen. Eine früh einsetzende körperliche Reifung ist ein weiterer biologischer Risikofaktoren, ebenso Übergewicht: Kinder, die zu viel wiegen, haben ein höheres Risiko, eine Bulimia nervosa oder Binge-Eating-Störung zu entwickeln.

FAMILIE

Die überfürsorgliche Mutter ist schuld! Oder: der leistungsorientierte Vater! Noch vor wenigen Jahren galt als Hauptursache der Anorexia nervosa die Familie, in der ein überbehütender und konfliktvermeidender Stil vorherrscht.

Doch Untersuchungen zeigten, dass sich in nur wenigen Familien solche Muster nachweisen ließen. In einigen Familien verhielt man sich sogar genau entgegengesetzt. Auch ergaben sich bisher keine Zusammenhänge zwischen der Schwere einer Essstörung und den familiären Schwierigkeiten im Umgang miteinander. Deshalb geht man heute davon aus, dass es die Essstörungsfamilie nicht gibt.

Die Strukturen in Familien, in denen eine Essstörung vorkommt, unterscheiden sich nicht von den Strukturen in Familien, in denen niemand an einer Essstörung erkrankt ist. Das System einer Familie ist komplex. Die Kinder sind nicht nur „Objekt" der elterlichen Erziehung und reagieren nicht nur auf das Verhalten und die Persönlichkeit ihrer Eltern, sondern auch umgekehrt: Die Eltern reagieren ebenso auf ihre Kinder und so ergibt sich vielmehr folgendes Bild: Magersüchtige Mädchen weisen häufig ängstlich-vermeidende Persönlichkeitszüge auf, was die Eltern wiederum zu einem eher behütenden Verhalten auffordern kann. Sie sind versucht, ihrem Kind viel abzunehmen und ihm nicht zu viel zuzumuten. So leiden Magersüchtige schon als Kleinkinder unter einer größeren Trennungsangst als gesunde Kinder, wie eine Untersuchung zeigt, und haben deutlich später zum ersten Mal auswärts geschlafen. Häufig ähneln die Mütter zudem ihren magersüchtigen

Töchtern: Sie zeigen eher ängstliche oder zwanghafte Züge oder neigen zu Depressionen als die Mütter gesunder Töchter. Das wiederum könnte die genetisch (mit)bedingten Persönlichkeitsmerkmale der Töchter verstärken. So greifen Genetik und Umwelt eng ineinander – mit Schuld hat das nichts zu tun. Entscheidend ist, dass sich das Familienleben durch eine Essstörung verändert. Und dass das Verhalten in der Familie wichtig ist für den Heilungserfolg (Seite 80). Deshalb sollte eine Therapie Eltern und andere Angehörige einbeziehen und die Eltern sollten sich Unterstützung holen, zum Beispiel bei einer Beratungsstelle.

PERSÖNLICHKEIT

Insbesondere magersüchtige Menschen zeichnen sich durch bestimmte Charaktermerkmale aus (siehe auch Seite 34). Sie sind häufig ängstlich, trauen sich wenig zu und haben ein ausgeprägtes Harmoniebedürfnis, gleichzeitig stellen sie hohe Ansprüche an sich selbst (Perfektionismus). Sie neigen zu Zwanghaftigkeit mit rigiden, stereotypen und ritualisierten Verhaltensweisen.

Studien haben gezeigt, dass ein Mangel an kognitiver Flexibilität (Interview S. 56) auch unabhängig von Gewicht und Krankheitszustand zu beobachten sind. Eine andere Untersuchung legt nahe, dass die Neigung zu depressiven Symptomen und Charakterzüge wie Zähigkeit und Beständigkeit, Perfektionismus und zwanghafte Persönlichkeitszüge schon in der Kindheit vorhanden waren und das Risiko für eine Essstörung erhöhen. Viele Patientinnen mit einer Anorexia nervosa litten schon früh an Angst- und Zwangserkrankungen (Kapitel „Weitere Störungen erkennen",Seite 134). Fakt ist aber auch, dass sich im ausgezehrten Zustand solche Merkmale verstärken. Auch Patientinnen und Patienten mit einer Bulimia nervosa zeigten schon vor Ausbruch der Essstörung Symptome einer Angsterkrankung oder auch depressiven Störung (S. 134). Viele Bulimie-Kranke scheinen zudem weniger kontrolliert zu sein als anorektische Patientinnen und Patienten, sie sind extrovertierter und verhalten sich auffallend impulsiv. Auch Binge-Eating-Patientinnen und -Patienten neigen häufig zu depressiven Verstimmungen und scheinen Impulse schlecht kontrollieren zu können (Seite 48). Bei allen Formen der Essstörung ist das mangelnde Selbstwertgefühl ein zentraler Risikofaktor für eine Essstörung. Auf diesem Boden können Ideen wie „Nur wenn ich schlank bin, bin ich etwas wert" gedeihen. Denn Menschen mit einem mangelnden Selbstwertgefühl ordnen sich gesellschaftlichen Idealen und Normen eher unter als selbstbewusste Menschen.

SCHLANKHEITSIDEAL

Wohlstand generiert Essstörungen. Dafür spricht, dass es Essstörungen in westlichen Industrienationen häufiger gibt als in nicht industrialisierten Ländern und in Schwellenländern diese Krankheiten zunehmen. Dem Druck insbesondere für das weibliche Geschlecht, schlank sein zu müssen, können Frauen und Mädchen mit niedrigem Selbstbewusstsein nur schlecht standhalten. Sie machen sich Sorgen um Figur und Gewicht, sind unzufrieden mit ihrem Körper. Und je größer die Unzufriedenheit mit den Korperformen, desto höher ist die Wahrscheinlichkeit, in eine Essstörung zu geraten.

Schlankheitsideal und eine Stigmatisierung der „Dicken" in unserer Gesellschaft (s. Einleitung) sind zwei Seiten einer Medaille: So ist es nicht nur der Wunsch, schlank zu sein, sondern auch die Angst, zu dick zu werden, die die Menschen quält und zu immer wieder erneuten Diätversuchen antreibt.

Transportiert werden Schönheitsideale über die Massenmedien, über die Peer Group (also gleichaltrige Jugendliche) und über die Eltern. Kinder lernen am Modell und wenn Mutter oder Vater an ihrem eigenen Äußeren herummäkeln und ständig versuchen, ihr Gewicht zu regulieren, wenn in der Familie Diäten ständig Thema sind, besteht die Gefahr, dass die Kinder sich ein solches Verhalten abgucken.

Allerdings wird die Rolle des Schlankheitskults auch überbewertet. Wider Erwarten steht gerade bei der Anorexia nervosa der Wunsch, dem gängigen Schlankheitsideal zu entsprechen, nicht im Vordergrund. Eine Magersucht wird zwar durch westliche Vorstellungen von

INFO **Charta gegen den Schlankheitswahn**

Im Jahr 2008 hat sich die deutsche Modebranche in einer Nationalen Charta dazu verpflichtet, Models erst ab einem BMI (S. 51) von mindestens 18,5 und ab einem Mindestalter von 16 Jahren zu beschäftigen.
Die Unterzeichner haben sich darin bereit erklärt, die bundesweite Kampagne **„Leben hat Gewicht – gemeinsam gegen den Schlankheitswahn"** (Weiteres im Kapitel „Esstörungen vorbeugen", S. 143) zu unterstützen und die Öffentlichkeit für ein gesundes Körperbild zu sensibilisieren. Die Initiative „Leben hat Gewicht" wurde 2007 von der damaligen Bundesgesundheitsministerin Ulla Schmidt, der damaligen Bundesfamilienministerin Ursula von der Leyen und der Bundesbildungsministerin Dr. Annette Schavan zusammen mit der Publizistin Alice Schwarzer ins Leben gerufen.

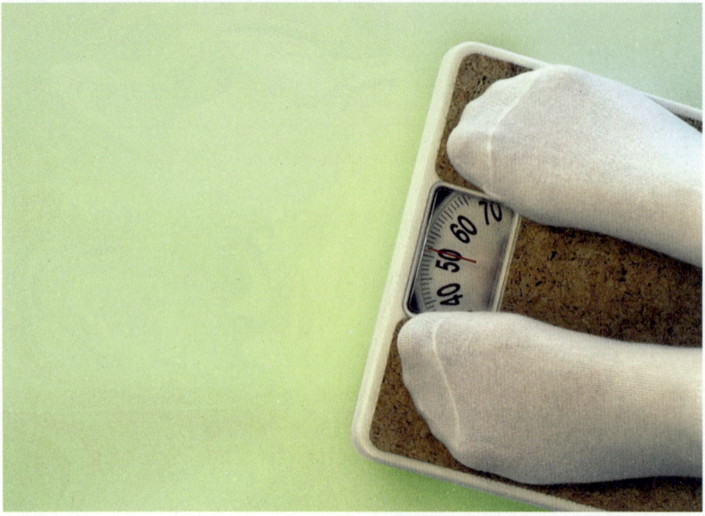

Schönheit unterstützt und legitimiert, hat aber auch eine davon unabhängige Dynamik. Dagegen gilt der Zusammenhang zwischen herrschenden Idealvorstellungen und Essstörung für die Bulimia nervosa als gesichert. Ein Indiz: Die Bulimie tritt erst seit den 1950er Jahren in einer nennenswerten Größenordnung auf – die Wirtschaft beginnt nach dem Krieg zu blühen –, während Fälle von Anorexia nervosa spätestens seit der zweiten Hälfte des 19. Jahrhunderts beschrieben werden.

Diäten als Einstieg

Diäten können eine Essstörung auslösen, doch glücklicherweise entwickeln nicht alle Teenager, die Diät halten, eine Essstörung. Diäten sind nie die Ursache für eine Essstörung, können aber ein Einstieg sein: Erneute Diätversuche sind vorprogrammiert, was in einen Teufelskreislauf führt, in dem sich das Denken leicht auf Essen und Figur fixiert.

JOJO-EFFEKT

Diäten ohne sonstige Änderung des Lebensstils ziehen in der Regel den Jojo-Effekt nach sich: Immer wenn der Körper deutlich weniger Kalorien bekommt als gewohnt, interpretiert er das als Hungersnot. Er schaltet deshalb den Stoffwechsel auf Sparflamme und drosselt den Energieverbrauch. Dieses Sparprogramm läuft auch noch einige Zeit nach Beendigung einer Diät – deshalb nimmt man besonders schnell zu, sobald die Diätvorschriften gelockert werden.

Hungern und Abmagerung bringen per se weitere biologische, neurologische und psychologische Veränderungen mit sich: Der Hormonaushalt gerät durcheinander, das Hirnvolumen nimmt ab und die Botenstoffe (Neurotransmitter) im Gehirn entgleisen (Interview, S. 56). Unter den Neurotransmittern, die Informationen von einer Nervenzelle zur anderen weitergeben, ist insbesondere der Botenstoff Serotonin ins Visier der Wissenschaft geraten: Er beeinflusst die Stimmung und wird mit Angst-, Zwangs- und depressiven Symptomen, aber auch mit einer Körperschemastörung in Verbindung gebracht. So entsteht ein Teufelskreis: Diese psychischen Folgen des Hungerns verstärken die Symptome, erhalten die Essstörung aufrecht und können in eine Chronifizierung (Seite 124) führen.

PUBERTÄT

Die Pubertät mit den großen körperlichen, psychischen und sozialen Umwälzungen ist eine kritische Phase, in der eine Essstörung (vor allem Anorexia und Bulimia nervosa) zum Ausbruch kommen kann. Auch hier zeigt sich, wie eng die körperlichen und psychischen Faktoren zusammenwirken. Die Hirnreifung findet in Regionen statt (Hippocampus und Amygdala), die auch für Angst- oder Essstörungen relevant sind, und die in der Pubertät verstärkt ausgeschütteten Geschlechts-

INFO **Spezielles Risiko: Diabetes**

Mädchen und junge Frauen mit einem Typ 1 Diabetes (Zuckerkrankheit) scheinen überzufällig häufig ein gestörtes Essverhalten an den Tag zu legen. Diabeteskranke müssen sich lebenslang mit Nahrungsmitteln, mit ihrem Gewicht und körperlicher Aktivität auseinandersetzen, um den Blutzuckerspiegel normal zu halten. Experten vermuten, dass diese ständige Kontrolle den Weg in eine Essstörung – hauptsächlich Bulimie oder eine nicht näher bezeichnete Essstörung – bahnen kann. Diese These wird dadurch bestärkt, dass bei fast allen Patientinnen die Essstörung erst nach der Diagnose des Diabetes beginnt.

Durch die Therapie mit Insulin verändert sich der Körper sofort, weil Insulin zunächst einen Flüssigkeitsmangel ausgleicht. Die Betroffenen müssen mit einer weiteren Gewichtszunahme durch das Insulin rechnen, weil Zucker besser verwertet wird und Insulin den Abbau von Fettgewebe bremst.

Es zeigt sich in Untersuchungen, dass einige weibliche Teenager und junge Frauen mit Diabetes die Insulingaben weglassen oder reduzieren, um ihr Gewicht zu regulieren – **„Insulin-Purging"** oder **„Erbrechen über die Niere"** genannt. Die Bezeichnung leitet sich von folgendem Mechanismus ab: Wenn Insulin fehlt, steigt der Blutzuckerspiegel. Ab einer bestimmten Konzentration im Blut, der Nierenschwelle, scheiden die Nieren über den Urin Zucker, und damit Kalorien und Flüssigkeit, aus. Die Betroffenen verlieren relativ schnell an Gewicht. Doch diese Methode ist gefährlich: Die Mädchen und Frauen können in ein tödliches Koma fallen. Langfristig greift ein ungenügend behandelter Diabetes die Blutgefäße an und schädigt sämtliche Organe. Es drohen Schäden vor allem des Augenhintergrunds und der Nieren. Deshalb sollten die betroffenen Mädchen und Frauen frühzeitig und konsequent psychotherapeutisch behandelt werden.

INFO Risikofaktoren im Überblick

Folgende Faktoren erhöhen zwar die Gefahr, an einer Essstörung zu erkranken. Doch das bedeutet nicht, dass sich zwangsläufig eine Störung entwickelt, wenn Sie ein oder mehrere Kriterien mit „Ja" beantworten.
Auch gibt es keine Berechnungen, ab welchem Ausmaß und ab wie viel Kriterien das Risiko um wie viel Prozent steigt, wie es zum Beispiel bei den Risikofaktoren für Herz-Kreislauf-Krankheiten gemacht wird.

Risikofaktoren für eine Anorexia und Bulimia nervosa

Allgemein
- weibliches Geschlecht
- jugendliches Alter und frühes Erwachsenenalter
- westliche Kultur

Krankheiten/körperliche Auffälligkeiten in der Familie
- Komplikationen während Schwangerschaft und Geburt
- Essstörungen (wahrscheinlich genetisch)
- Depressionen, Zwänge und Angsterkrankungen
- Substanzmissbrauch, auch Alkohol (vor allem bei der Bulimie)
- Übergewicht (Bulimie)

Erfahrungen (in der Familie)
- Verhalten der Eltern: geringer Kontakt, Eheprobleme der Eltern (besonders bei Bulimie), hohe Erwartungen, überbehütendes und ängstliches Verhalten (besonders bei Anorexia nervosa)
- sexueller Missbrauch
- häufiges Diäthalten
- Kritik am Essverhalten, an Figur oder Gewicht durch Familienmitglieder

Besondere Aktivitäten
- Schlankheitsdruck durch Beruf (Model, Schauspieler/innen) oder Sport (Leistungssportler/innen, Tänzer/innen, Turner, Boxer, Jockeys, Skispringer)

Individuelle psychische Faktoren
- niedriges Selbstwertgefühl
- Perfektionismus (besonders bei Anorexia nervosa)
- Angst und Angsterkrankungen, vor allem soziale Phobie und Trennungsangst
- übermäßige Sorgen um Figur und Gewicht

Individuelle körperliche Faktoren
- Adipositas (vor allem bei Bulimie)
- früher Beginn der Menstruation (vor allem bei Bulimie)

Risikofaktoren für eine Binge-Eating-Störung
- verstärktes Durchführen von Diäten
- stark ausgeprägter Schlankheitsdrang
- Überbewertung der äußeren Erscheinung
- Unzufriedenheit mit der Figur
- Vorbilder für riskantes Essverhalten (Modelllernen)
- depressive Symptome
- emotionales Essen
- erhöhter BMI
- niedriges Selbstwertgefühl
- gering ausgeprägte soziale Unterstützung

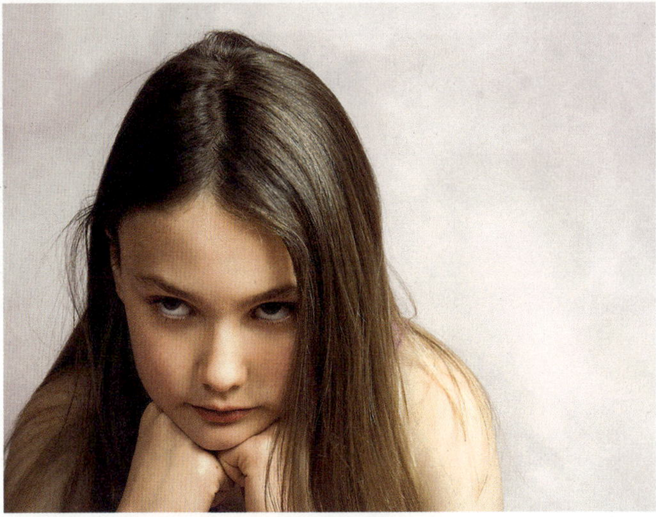

hormone beeinflussen die Neurotransmittersysteme im Gehirn, die wiederum bei Essstörungen eine Rolle spielen.

Der Hungerzustand stört den Stoffwechsel im Gehirn, das sich in der Pubertät neu strukturiert, sodass es möglicherweise „biologische Narben" davonträgt, die die Krankheit aufrechterhalten können. Letztlich werden möglicherweise durch die Veränderungen in der Pubertät bestimmte genetische Faktoren erst „angeschaltet" oder aktiviert.

Das Schlankheitsideal steht im Widerspruch zu der körperlichen Entwicklung, die gerade Mädchen durchmachen: Die Fettmasse steigt von etwa 15 Prozent des Körpergewichts vor der Pubertät auf 20 bis 25 Prozent, die Figur wird rundlicher, der Bauch ist nicht mehr ganz so flach – für die Mädchen kann das zu einem Riesenproblem werden. Gerade in einer Phase, in der den Jugendlichen viel abverlangt wird: Sie sind aufgefordert, ein erwachsenes Selbst auszubilden, sich von den Eltern zu lösen und autonom zu werden, ihr Leben in die Hand zu nehmen, sich als Frau oder Mann zu identifizieren. Tiefenpsychologisch gesehen ist zum Beispiel die Magersucht ein fehlgeschlagener Versuch, diese Herausforderungen zu bewältigen: In der Magersucht ist das Kind mächtig und autonom, gleichzeitig wird die Sexualität abgewehrt, indem eine kindliche Figur erhalten bleibt.

Besonders Jugendliche, die ein eher niedriges Selbstwertgefühl haben, orientieren sich in diesen Zeiten der Unsicherheit an gesellschaftlichen Normen und unterwerfen sich dem Schlankheitsdiktat, um den Idealen zu entsprechen. Gewichtskontrolle und Diäten vermitteln ein Gefühl der Sicherheit, als Schutz gegen das Erwachsenwerden. In dieser labilen Phase können alle möglichen Erfahrungen und Einschnitte im Leben eine Essstörung auslösen: eine Trennung der Eltern, Verlust von Mutter oder Vater, Auslandsaufenthalte, ein Umzug oder Schulwechsel oder auch nur Bemerkungen von anderen zu Figur und Gewicht.

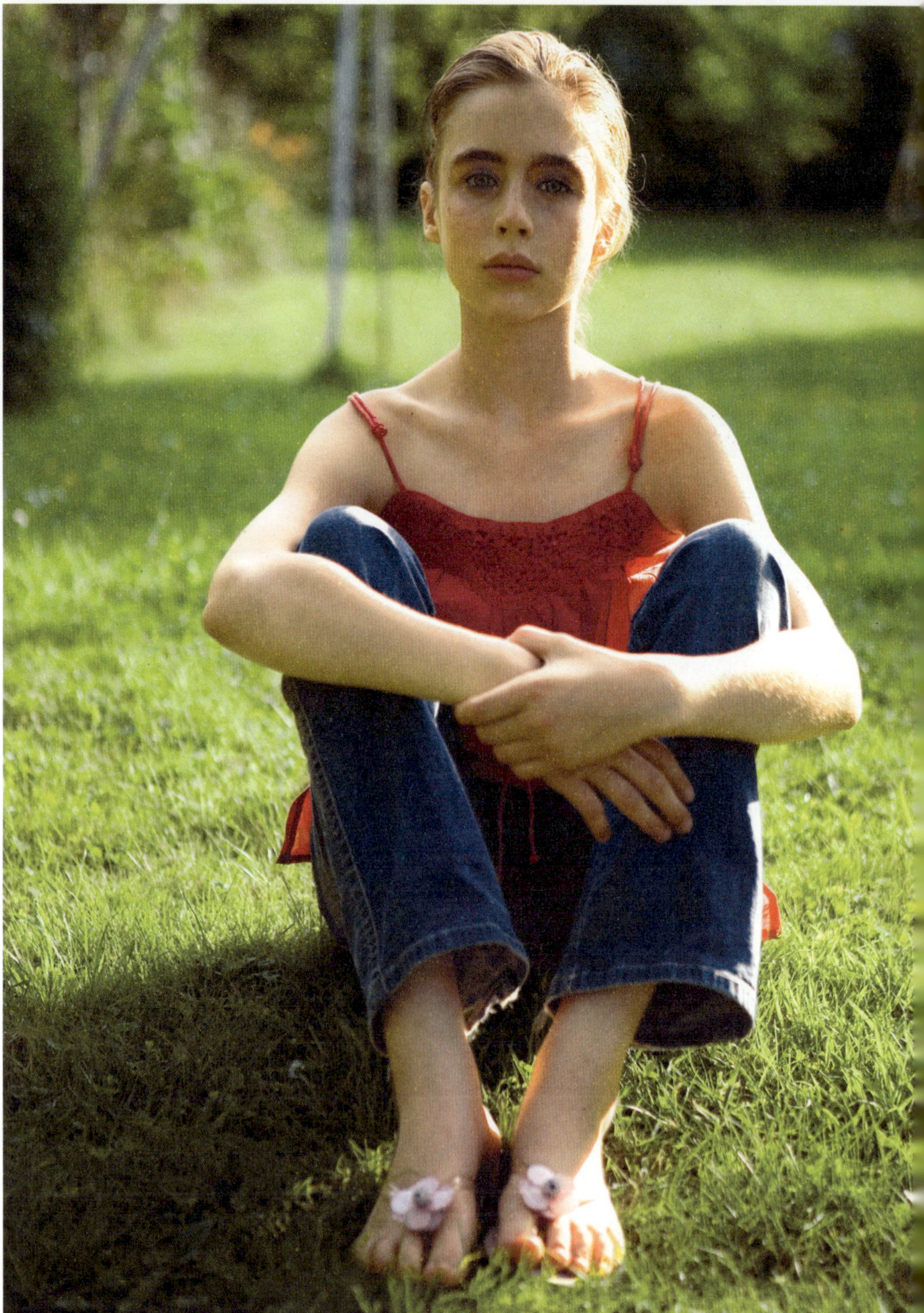

MIT ESSSTÖRUNGEN UMGEHEN

Eine Essstörung betrifft und bedroht auch die Angehörigen. Eltern und Partner sollten versuchen, sich aus ungesunden Verstrickungen zu lösen, und eine Kommunikation trainieren, bei der sie sich einerseits einfühlen, andererseits konfrontieren. So können sie zur Bewältigung der Krankheit beitragen. Ein Balanceakt, bei dem Gespräche mit anderen betroffenen Angehörigen, eine Beratung oder Therapie für mehr Klarheit sorgen.

ESSSTÖRUNGEN IN DER FAMILIE

Eine Essstörung krempelt das Leben einer Familie um, belastet alle nahestehenden Personen unter Umständen über Jahre, verändert das Leben von Partnern, Eltern, Angehörigen.

„Meine magersüchtige Tochter hatte die ganze Familie in der Hand", beschreibt eine Mutter. „Im Mittelpunkt stand das magersüchtige Wesen." Das magersüchtige Wesen nämlich drängt der Familie oft ihre Rituale und Vorstellungen auf, übernimmt das Regiment in der Küche und versucht das Familienleben zu kontrollieren.

Auch wenn im Folgenden von der Familie die Rede ist und es ein Extra-Kapitel zur Partnerschaft gibt, gilt das Folgende weitgehend auch für eine feste Beziehung, in der einer der Partner an einer Essstörung leidet.

Essgestörte Menschen übernehmen die Macht in der Familie. Die Angehörigen sind dem gestörten Essverhalten, den depressiven oder aggressiven Stimmungen oder den extremen Stimmungsschwankungen des Kindes ausgesetzt. Selbstmorddrohungen oder selbstverletzendes Verhalten (Seiten 133 und 137) machen Angst. Die Streitereien um das Essen zermürben alle Familienmitglieder. In drei Befragungen von 40 bis 90 Müttern im Rahmen einer Dissertation, die an der Universität Bremen erschienen ist (Kunze, Service, Literatur S. 152), nannten die Mütter hauptsächlich folgende Belastungen und belastende Gefühle:

- Angst und Sorge um die Tochter
- Hilflosigkeit, Ratlosigkeit, Machtlosigkeit

- Schuldgefühle, Versagen
- Alleingelassensein
- Schuldzuweisungen von anderen Personen.

Für die Mütter – und auch für viele Väter – ist es sehr schmerzhaft, dass ihre Bemühungen, helfen zu wollen und Fürsorge zu zeigen, oft abgeschmettert werden. Es fällt schwer zu verstehen, dass es die kranke, essgestörte Seite ist, die ihr Kind so reagieren lässt. Es fällt schwer, zu verstehen, dass es sich nicht einfach „nur" um ein Essproblem handelt, das mit „vernünftigem Essverhalten" zu regeln wäre, sondern um eine komplexe psychische Störung, deren Ursachen tiefer liegen.

Viele Eltern leiden sehr darunter, dass sie zusehen müssen, wie ihr Kind leidet. Denn Ratschläge, Vorschläge, Vorhaltungen, Kontrollen, Entgegenkommen, gutes Zureden, Unterstützung, das bringt alles nichts. Die Mutter einer erwachsenen magersüchtigen Tochter beschreibt das als „unglaubliche Double-Bind-Situation": „Auf der einen Seite bange ich um das Leben meiner Tochter, auf der anderen Seite darf ich nicht eingreifen." Auch das fällt schwer: zu akzeptieren, dass man nicht wirklich helfen kann.

Co-Abhängigkeit – „Man wird selber krank"

Doch was Sie machen können: Verhaltensweisen, die die Krankheit aufrechterhalten, möglichst unterlassen. Krankheitsaufrechterhaltendes Verhalten wird auch, analog zu Suchterkrankungen, Co-Abhängigkeit genannt – wobei Suchtexperten inzwischen lieber von „Mit-Betroffensein" sprechen. Vor allem die Mütter neigen dazu, sich abhängig zu machen von dem Gesundheitszustand des Kindes: Wenn es dem Kind schlecht geht, geht es der Mutter schlecht. „Man wird selber krank", berichtet eine Mutter. „Und manchmal wollte ich sterben." Das gesamte Fühlen, Denken und Handeln ist auf die erkrankte Person ausgerichtet. Die Eltern wollen helfen, sind dabei oft zu nachgiebig, kommen der Tochter entgegen, lassen sich manipulieren, nehmen vieles ab. So lernen die Kinder nicht, für sich selbst verantwortlich zu sein.

Schuldgefühle

Schuldgefühle gehören zum System der Co-Abhängigkeit (s. oben). Sie führen zu keiner Lösung und nehmen die Kraft für Veränderungen. Denn wenn Eltern Schuldgefühle haben, trauen sie sich nicht, ihren Töchtern bzw. Söhnen Grenzen zu setzen. Sie meinen, etwas wiedergutmachen zu müssen, wollen ihr Kind nicht vor den Kopf stoßen und vermeiden Auseinandersetzungen. Schuldgefühle können zu einer Überverantwortung für den anderen führen und verhindern, Verantwortung für sich selbst zu übernehmen. Durch Schuldgefühle wird das betroffene Kind indirekt und unbewusst unter Druck gesetzt: Du musst gesund werden, um mich von den Schuldgefühlen zu befreien.

Schuldgefühle halten sich allerdings oft sehr hartnäckig. Zumal oft von der Umwelt suggeriert wird: „Bei Ihnen in der Familie kann doch was nicht stimmen." Jede zweite Mutter berichtet in den Bremer Befragungen von Vorwürfen oder Schuldzuweisungen von anderen Personen. Wobei sicherlich nicht immer ausgemacht ist, ob Mütter Vorwürfe herausgehört haben, wo es gar nicht so gemeint war, weil sie sich sowieso schuldig fühlen. Verschärft wird die Situation dadurch, dass auch die essgestörten Kinder ihren Eltern vorwerfen, sie seien schuld – eine Möglichkeit, mit der sie ihre Krankheit rechtfertigen können. (siehe Schuldgefühle S. 18 und 68)

Der Weg aus dem Dilemma: Schauen Sie nach vorne und gehen Sie die Situation pragmatisch an – was ist das Problem und wie können wir es bewältigen? Wie kann ich mich im Alltag verhalten, um mich aus ungesunden Verstrickungen zu lösen?

Regeln für das Zusammenleben

Auch wenn die Dynamik in der Familie nicht die Ursache für die Entwicklung einer Essstörung ist, so hat doch der Umgang mit dem essgestörten Menschen in einer Familie, in einer Partnerschaft großen Einfluss auf den Verlauf der Krankheit. Veränderungen im Verhalten der Familienmitglieder oder Partner können auch zu positiven Veränderungen bei den Betroffenen führen und bei der Bewältigung der Krankheit helfen.

Grenzen setzen und konsequent einhalten. So schwer es auch ist. Es darf keine Atmosphäre der stillen Akzeptanz entstehen. Sätze, die helfen sich abzugrenzen, könnten zum Beispiel sein: „Ich erwarte, dass du dich an unsere Absprachen hältst." „Diesen speziellen Joghurt kannst du dir selbst besorgen." Oder: „Ich möchte nicht, dass du so mit mir umgehst." Wobei es wichtig ist, sich gleichzeitig eine mitfühlende Grundhaltung zu bewahren.

Die essgestörte Tochter, den essgestörten Sohn als zickig, widerständig oder bockig zu bezeichnen, wird ihnen nicht gerecht. So könnte der zentrale Satz lauten: „Ich liebe dich. Aber ich bin gegen deine Essstorung." Es ist nicht einfach, diese richtige Mischung zu finden und beizubehalten. Einerseits Stopp zu sagen zu unakzeptablem Benehmen und gleichzeitig Verständnis zu zeigen in dem Bewusstsein, dass das Kind sehr leidet. In Beratungsstunden können Eltern eine solche Kommunikation trainieren.

Grenzen anerkennen. Die Privatsphäre des Kindes muss gewahrt bleiben. Reißen Sie nicht die Türen auf, um die oder den Betroffenen zu „erwischen". Lesen Sie nicht heimlich E-Mails, blättern Sie nicht im Tagebuch. Auch wenn gerade die Bulimie sich heimlich abspielt, haben die Betroffenen ihre Würde.

Konfrontieren. Insbesondere wenn die essgestörte Tochter, der essgestörte Sohn jegliche Behandlung verweigert, alles boykottiert und total dichtmacht, ist es wichtig, immer wieder zu konfrontieren – und dabei empathisch zu bleiben. Zum Beispiel: „Wenn du mich so beschimpfst,

INFO

Achtung: Umgang mit dem Essen

Grenzen setzen müssen Sie bei allem, was einkaufen, kochen, essen und Figur angeht. Denn bei diesen Themen tappt man schnell in die Falle und lässt sich in die Krankheit verstricken.

Magersucht und Bulimie:

- Reden Sie nicht mehr über das Thema Essen.
- Sie können es nicht verbieten, wenn Ihr Kind exzessiv Sport treibt. Aber unterstützen Sie es nicht, bezahlen Sie kein Sportstudio etc.
- Wenn Sie bemerken, dass Ihre Tochter, ihr Sohn Abführmittel nimmt, sprechen Sie das sofort an und weisen Sie auf die gefährlichen Nebenwirkungen (S. 38) hin.
- Wenn Sie es nicht mehr ertragen, mit der oder dem Betroffenen zu essen, essen Sie getrennt! Sie können stattdessen z. B. eine Teestunde ausmachen, um am Tisch Zeit für ein Gespräch zu haben.
- Gehen Sie auf keine Extrawünsche bezüglich Auswahl und Menge der Nahrungsmittel ein.
- Bringen Sie keine Gegenargumente, wenn die Tochter vor dem Spiegel steht und sich zu dick fühlt, sonst werden Sie wieder in das Thema Gewicht und Essen verwickelt.

Speziell bei Magersucht:

- Bestehen Sie darauf, dass sich die Tochter, der Sohn nicht immer in der Küche aufhält.
- Betroffene dürfen nur für sich selbst kochen und backen. Die Versorgung anderer Familienmitglieder mit Nahrung erhält die Krankheit aufrecht.
- Einkaufen, Kochrezepte lesen, Tisch decken – solche Tätigkeiten rund ums Essen sollten für die Betroffenen minimiert werden. Denn sie verstärken das gedankliche Kreisen ums Essen und den Kontrollwunsch.
- Delegieren Sie das Thema Gewicht an Arzt oder Therapeuten.

Speziell bei Bulimie:

- Übernehmen Sie keine Einkäufe für das essgestörte Kind.
- Setzen Sie Geldausgaben fest.
- Bewahren Sie Esssachen getrennt auf: Richten sie ein eigenes Fach im Kühlschrank ein oder besorgen Sie einen Extra-Kühlschrank. Die oder der Betroffene darf sich nicht bei den Essensvorräten der Familie bedienen.
- Wenn Geld verschwindet, sprechen Sie es sofort an.
- Wenn Lebensmittel verschwinden, fordern Sie die Tochter, den Sohn auf, sie wiederzubeschaffen.
- Die/der Betroffene muss selber dafür sorgen, dass das Badezimmer sauber ist.

Zwingen Sie sich, dieses Verhalten konsequent durchzuziehen. Um Ihre Handlungsweise zu überprüfen, nutzen Sie die Angebote einer Beratungsstelle. Auch andere Eltern in einer Elterngruppe können Ihnen Mut machen und Tipps geben oder Sie holen sich Unterstützung in einer Psychotherapie.

Wenn Sie unter Essanfällen leiden:

- Machen Sie keine Diäten.
- Es gibt keine verbotenen Lebensmittel. Auch gehaltvolle Speisen und Süßigkeiten sind erlaubt – sie zu vermeiden kann Gier erst recht hervorrufen.
- Sorgen Sie für regelmäßiges Essen in entspannter Atmosphäre. Keine Streitgespräche beim Essen.

- Planen Sie am Tag drei Hauptmahlzeiten und zwei Zwischenmahlzeiten ein.
- Essen Sie langsam bei Tisch. Was dabei helfen kann: Nach jedem Bissen das Besteck aus der Hand legen. Nehmen Sie nach der ersten frei gewählten Portion die zweite erst nach 20 Minuten. Denn es dauert etwa 20 Minuten, bis ein Sättigungsgefühl wahrgenommen werden kann.
- Nachnehmen ist in der Küche möglich. Besser nicht alles auf den Tisch stellen, weil die Versuchung sonst groß ist, immer wieder nachzufassen.
- Beim Fernsehen oder am Computer sollte nicht gleichzeitig gegessen werden. Begrenzen Sie die Zeiten vor dem Bildschirm auf maximal 1,5 Stunden am Tag.
- Gestalten Sie den Alltag beweglicher: Treppen steigen, laufen, Fahrradfahren mit Familie oder Freunden.
- Versuchen Sie ein Bewegungsangebot zu finden, das Ihnen Spaß macht. Das muss ja nicht immer eine klassische Sportart sein. Denken Sie zum Beispiel auch an (Bauch-)Tanz, Aikido, Yoga, Skaten oder Klettern.

Das gilt alles auch für Familien, in denen ein Kind zum Binge Eating neigt.

(Quelle: Dick & Dünn e.V., Berlin)

muss es dir wirklich schlecht gehen." Die Angst vieler Eltern, dass das betroffene Kind noch mehr mauert, wenn man es immer wieder auf die Krankheit aufmerksam macht, trifft nur auf den ersten Moment zu. Nur wenn man es hartnäckig immer wieder versucht, kann man sich millimeterweise vorarbeiten und – möglichst mit Unterstützung einer professionellen Beratung – eine Lücke finden.

Was die Kinder häufig nicht wissen: Dass störende Symptome wie zum Beispiel Haarausfall, ausbleibende Menstruation oder Hautveränderungen direkte Folgen der Essstörung sind. Das könnte eine Motivation sein, etwas zu ändern.

Kontrollillusion aufgeben. Versuchen Sie nicht, das Essverhalten Ihres Kindes zu kontrollieren, und üben Sie keinen Druck auf das Essverhalten des Kindes aus. Wenn die Betroffenen unter Zwang etwas essen, werden sie alles daransetzen, das „wiedergutzumachen". Sie können das Essverhalten nicht kontrollieren, weil der darunterliegende Mechanismus stärker ist.

Nach außen gehen. Viele Eltern berichten, dass ihnen vor allem Gespräche mit anderen betroffenen Eltern geholfen haben. Gibt es bei Ihnen eine Beratungsstelle oder eine Ambulanz in der Nähe, die eine Elterngruppe für Eltern von essgestörten Kindern anbietet? Auch wenn die Anfahrt etwas weiter sein sollte, es lohnt sich. Niemand wird Sie so gut verstehen wie andere Eltern, die ähnliche Situationen und Gefühle zu gut kennen. Die andere Möglichkeit: Sie bauen selber eine Selbsthilfegruppe für Angehörige auf.

GRUPPE SELBER GRÜNDEN
Informationen und Unterstützung finden Sie bei NAKOS, Nationale Kontakt- und Informationsstelle zur Anregung und Unterstützung von Selbsthilfegruppen, Tel. 030 31 018 960, selbsthilfe@nakos.de

Haben Sie auch keine Scheu, sich gegenüber guten Freundinnen und Freunden zu öffnen. Machen Sie kein Tabu aus ihren familiären Schwierigkeiten, schotten Sie sich nicht ab, sonst wird die Situation frü-

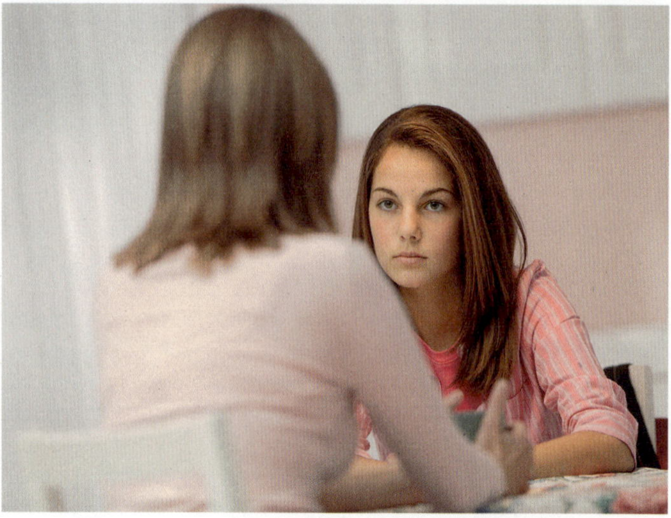

her oder später eskalieren. Weihen Sie auch weitere Familienmitglieder mit ein, nicht nur den Vater, sondern zum Beispiel auch Großeltern oder Tante und/oder Onkel, denn alle, die dem Kind nahestehen, sollten auf einem ähnlichen Wissensstand sein und sich in ihren Verhaltensweisen abstimmen.

Entlastung bieten natürlich auch Gespräche mit professionellen Helferinnen und Helfern, sei es in einer Beratungsstunde oder im Rahmen einer Psychotherapie.

Für sich selbst sorgen. Sie können es sich vielleicht nicht vorstellen, es sich selber gut gehen zu lassen, auch wenn es der Tochter/dem Sohn schlecht geht. Versuchen Sie es. Es nützt niemandem, wenn Sie selbst so viel leiden. Wenn Sie für ihr eigenes Wohlergehen sorgen, können Sie Vorbild für Ihr erkranktes Kind sein. Entdecken Sie eigene Kraftquellen, denn Sie brauchen Kraft, um die Not der Tochter auszuhalten und die Situation zu bewältigen. Geben Sie die Hoffnung nicht auf und versuchen Sie, das zu tun, was Sie auch ohne die Erkrankung Ihres Kindes tun würden. Dazu gehört auch, wenn möglich weiter zu arbeiten, wenn Sie berufstätig sind, und sich nicht längerfristig krankschreiben zu lassen. „Ich weiß nicht, wie ich das alles ohne Job überstanden hätte", erzählt die Mutter einer magersüchtigen Tochter. „Der Beruf hat vieles hervorragend abgefangen."

Eine Mutter in der Bremer Dissertation äußert sich in Bezug auf ihre Tochter folgendermaßen: Es gelte, zu „akzeptieren, dass es ihr eigenes Leben und ihr eigener Körper ist." Letztlich geht es ja sowieso in der Pubertät darum, die Kinder ihren eigenen Weg finden zu lassen. Und die Eltern sind wiederum aufgefordert, auch ihren eigenen Weg zu gehen.

Kommunikation. Eine zentrale Botschaft lautet: Sprechen Sie miteinander, nicht übereinander! Es kommt nicht selten vor, dass häufig die Mutter vom Vater gefragt wird, wie es der Tochter geht. Der Vater sollte sein Kind selber ansprechen. Die Mutter oder ein anderes Familienmitglied darf nicht die Funktion haben, zwischen den Familienmitgliedern zu vermitteln.

In der Kommunikation mit der erkrankten Tochter, dem erkrankten Sohn sollte auch darauf geachtet werden, die gesunden Anteile positiv zurückzumelden. „Du hörst doch so gern Musik!" oder: „Ich erlebe dich als sehr rücksichtsvollen Menschen." Wenn Sie einiges „loswerden wollen", können Sie der, dem Betroffenen auch einen Brief schreiben. Schriftlich fällt es manchmal leichter, die Gedanken zu ordnen und die richtige Formulierung zu finden.

Eine Essstörung in der Familie ist immer auch ein guter Anlass, Resümee zu ziehen: Wie läuft die Kommunikation in der Familie, wie gehen wir mit Gefühlen und Konflikten um? Wie viel Wertschätzung vermitteln wir uns? Was ist meine Rolle in der Familie? Was fehlt mir? Es macht Sinn, solche Fragen im Rahmen einer Familien- oder Paartherapie (s. dort) anzugehen.

Außer Haus

Wenn die Tochter, der Sohn mit einer Essstörung bereits erwachsen ist und nicht mehr im Haushalt der Eltern lebt, kann die räumliche Trennung eine Erleichterung für alle bedeuten. Doch wie können sie den Kontakt zum Kind weiterhin aufrechterhalten?

Machen Sie immer wieder kleine Beziehungsangebote, schlagen Sie zum Beispiel ein gemeinsames Kaffeetrinken vor, bringen Sie ein Buch vorbei etc. Versuchen Sie aber, ein gemeinsames Essen zu vermeiden. Wenn Sie auf Symptome einer Essstörung stoßen, trauen Sie sich, Ihre Befürchtungen anzusprechen. Viele Eltern haben Angst, dass der Kontakt dann gänzlich abbricht. Doch es nützt niemandem etwas, wenn die Probleme unter den Teppich gekehrt werden.

KONTAKTABBRUCH

Im Ablöse- und auch Genesungsprozess gehören Distanzierungsphasen dazu. Besonders magersüchtige Mädchen neigen dazu, die Mutter besonders eng an sich zu binden, worauf als Gegenreaktion eine Phase der Distanz folgen kann. Ein Kontaktabbruch ist okay und besser auszuhalten, wenn Sie wissen, dass das Kind Kontakt zu anderen Vertrauenspersonen hat, z.B. zum getrennt lebenden Vater oder zu einer Freundin, und sich in einer Behandlung oder Beratung befindet.

Bei minderjährigen Kindern mit einer Essstörung ist ein Auszug in eine eigene Wohnung nicht zu befürworten, da sonst die Gefahr besteht, dass sich die Betroffenen völlig zurückziehen und medizinische Komplikationen nicht bemerkt werden. Sie brauchen aber soziale Kontakte und sollten in ihrem Verhalten gespiegelt werden. Es ist zu überlegen, ob eine Wohngemeinschaft infrage kommt, das aber nur, wenn die oder der Betroffene sich bereits in einer Behandlung befindet.

Rolle des Vaters

Meistens werden die Mütter auf eine Essstörung aufmerksam und viele Väter wollen erst einmal nicht glauben, dass ihre Tochter, ihr Sohn betroffen ist. Fast zwei Drittel der Mütter berichteten in der Bremer Befragung, dass der Vater oder Partner die Erkrankung der Tochter lange Zeit nicht ernst genommen hat oder sich nicht zuständig fühlte. Es soll allerdings darauf hingewiesen werden, dass ein Drittel der Väter sich von Anfang an teilnehmend und verständnisvoll zeigte.

Doch häufig ziehen sich Väter raus, nach dem Motto „Mach du das mal, du kannst das besser". Viele neigen dazu, zu bagatellisieren, zu rationalisieren, abzuwehren. Mit der Folge, dass sich die Mütter mit dem Problem alleingelassen fühlen. „Mein Mann gehört zum Typus Verdränger, oder positiv ausgedrückt: Er ist Optimist. Er meint, wir kriegen das auch so hin. Aber letztlich bleibt alles an mir hängen", berichtet die Mutter einer bulimiekranken Tochter. „Ich muss alle unangenehmen Gespräche mit meiner Tochter führen, während mein Mann ein ganz entspanntes Verhältnis zu ihr hat. Das ärgert mich." In dieser kritischen Situation können Konflikte innerhalb der Elternbeziehung eskalieren. Verschärft werden die Auseinandersetzungen dadurch, dass essgestörte Kinder die Tendenz haben, die Eltern gegeneinander auszuspielen. Dieses Verhalten gehört mit zum Krankheitsbild. Die Tochter, der Sohn verbündet sich mit einem Elternteil: Mutter und Tochter gegen den Vater oder Vater und Tochter gegen die Mutter. Derjenige, der sie in Ruhe lässt, ist häufig „der Gute", derjenige, der konfrontiert, „der Böse".

Nicht wenige Paare trennen sich im Verlauf der Krankheitsgeschichte ihres Kindes. Das Elternpaar sollte darauf achten, sich nicht spalten zu lassen, und versuchen, gemeinsam alle Schwierigkeiten, die eine Essstörung mit sich bringt, zu tragen und zu bewältigen. Denn es benötigt Einigkeit zwischen der Mutter und dem Vater (und allen anderen Bezugspersonen), um ein konsequentes Verhalten gegenüber dem essgestörten Kind durchhalten zu können – ein Verhalten, das die Krankheit nicht aufrechterhält, sondern Grenzen setzt.

Unterstützung einfordern

Wichtig ist es – und das betonen auch die Mütter in der Bremer Befragung –, Unterstützung beim Partner oder Vater einzufordern. Das fällt anscheinend vielen Müttern gar nicht so leicht, weil sie Schwierigkeiten damit haben, Verantwortung abzugeben. Die Väter haben häufig einen größeren emotionalen Abstand – das kann auch von Vorteil sein. So kann der Vater zum Beispiel ganz praktische Hilfe leisten, wie organisatorische Probleme mit Kliniken oder Krankenkasse angehen.

Hilfreich kann eine Beratung oder Familientherapie sein, an der der Vater in jedem Fall teilnehmen sollte. Oft ist auch ein gemeinsamer Arztbesuch sinnvoll, bei dem beide Elternteile über die Symptome und den Ernst der Erkrankung informiert werden. In Patchwork-Familien ist im Einzelfall zu entscheiden, ob der getrennt lebende Vater oder der Stiefvater einzubeziehen ist – je nachdem, mit wem das Kind aufgewachsen ist und zu wem die engere Bindung besteht. In jedem Fall sollten beide Väter über Essstörungen informiert sein und sich auf bestimmte Verhaltensweisen einigen.

Geschwister

Die Familie ist von dem essgestörten Kind oft so absorbiert, dass die Gefahr besteht, dass die Geschwister zu kurz kommen. Eine Mutter: „In der Therapiestunde fing die kleine Schwester Lena an zu weinen, ich war ganz überrascht, wie sehr sie die Situation belastet." Es stellte sich heraus, dass sich Lena in einem Zwiespalt befindet und sich einerseits solidarisch mit der erkrankten großen Schwester fühlt; andererseits aber auch die Eltern versteht.

Eltern sollten darauf achten, dass die Geschwister keine Regulationsarbeit leisten, also zwischen erkranktem Kind und Eltern vermitteln, oder gar als ältere Schwester oder älterer Bruder Erziehungsaufgaben übernehmen.

Dass die Kommunikation häufig über die gesunde Schwester läuft, zeigte sich auch in einer qualitativen Interviewstudie an der Katholischen Hochschule Nordrhein-Westfalen, in der elf Schwestern von magersüchtigen Mädchen und Frauen befragt wurden (Service, S. 150). Sie sind nicht selten beste Freundin der kranken Schwester, vermitteln zwischen ihr und den Eltern, schlichten Streit, verteidigen sie. Auch hier gilt wieder: Direkt miteinander sprechen und nicht übereinander.

Die Mutter in dem Beispiel bemüht sich nun, Lena mehr Aufmerksamkeit zu schenken, und unternimmt mit ihr viel alleine. In der Interviewstudie wurde auch offenbar, dass die Schwestern unter ähnlichen Problemen im Umgang mit der kranken Schwester leiden wie die Eltern: Sie sind sehr unsicher – mache ich was falsch? –, fühlen sich ohnmächtig, leiden unter Schuldgefühlen, machen sich große Sorgen um die Schwester.

Nicht alle Geschwister kamen mit den Belastungen gut zurecht: Einige beschreiben Leistungseinbrüche in der Schule und eigene psychische Probleme, unter anderem auch mit dem Essen. Diese Ergebnisse weisen darauf hin, so die Autorin der Studie, dass auch die Geschwister gemeinsam mit den Eltern an dem Therapieprozess teilnehmen und sich bei Bedarf selber professionelle Gesprächspartner suchen sollten.

NACHAHMUNG?
Wenn Sie den konkreten Verdacht haben, dass das Geschwisterkind das Verhalten der erkrankten Schwester (oder des erkrankten Bruders) nachahmt, wenden Sie sich an eine Beratungsstelle, um frühzeitig reagieren zu können.

Ausblick

Veränderungen im Verhalten sind immer schwierig und brauchen Zeit. Wenn Sie feststellen, dass Sie nicht konsequent genug waren, setzen Sie erneut an. Zweifeln Sie oder fühlen Sie sich überfordert, holen Sie sich Unterstützung von außen. Um ein bestimmtes Verhalten durchziehen zu können, müssen Sie sich Ihrer Sache sicher sein. Haben Sie Geduld und geben Sie nicht auf.

Eine Essstörung in der Familie ist auch immer eine Chance, Veränderungen anzugehen, die sowieso anstanden. Die Bremer Befragung machte deutlich, dass vielen Müttern durch die Erkrankung ihrer Töchter verdrängte Probleme besser bewusst geworden sind, dass sie ihre eigenen Bedürfnisse besser wahrnehmen, dem Leben realistischer ins Auge schauen und aufhören, sich für alles verantwortlich zu fühlen. Sie berichten von einem größeren Einfühlungsvermögen für andere Menschen, denen es schlecht geht, leben intensiver und können besser zwischen wichtigen und unwichtigen Dingen unterscheiden.

ESSSTÖRUNGEN IN DER PARTNERSCHAFT

Wie die Eltern werden auch die Partner eines erwachsenen Erkrankten in das System einer Essstörung hineingezogen. Auch bei ihnen ist der Leidensdruck oft hoch, auch sie neigen dazu, ihr ganzes Leben nach der Erkrankung ihres Partners, ihrer Partnerin auszurichten und in eine Co-Abhängigkeit (Seite 68) zu geraten.

So bedeutet eine Essstörung immer auch eine starke Belastung für die Partnerschaft. Im Rahmen kleinerer Studien berichten über 80 Prozent der Frauen mit einer Magersucht von beträchtlichem Beziehungsstress und sexuellen Problemen.

Gleichzeitig kommt der Partnerin, dem Partner eine wichtige Rolle im Heilungsprozess zu: Sie oder er kann zur Verbesserung der Krankheit beitragen. Doch genauso kann es passieren, dass der Partner – ungewollt und unbewusst – zur Aufrechterhaltung oder gar Verschlechterung der Essstörung beiträgt. Er möchte eigentlich helfen, macht die Situation aber manchmal durch sein Verhalten eher schlimmer. Von daher ist es auch für die Lebensgefährten eines essgestörten Menschen sehr hilfreich, eine Beratung aufzusuchen. Das könnte auch den erkrankten Partner dazu motivieren, einmal mitzukommen.

Vielleicht befürchten Sie aber, Ihren Partner/Ihre Partnerin zu verlieren, wenn Sie einiges hinterfragen. Sie haben sich vielleicht in Beziehungsmustern arrangiert, die funktionieren. Aber seien Sie ehrlich gegenüber sich selbst. Vielleicht sind Sie es längst satt, ständig bekocht zu werden. Vielleicht wollen Sie nicht mehr ständig kontrolliert werden. Vielleicht möchten Sie nicht den täglich immer gleichen Kampf gegen das Untergewicht oder gegen die Essanfälle und das Erbrechen führen. Oder Sie möchten einfach nicht mehr zuschauen, wie sich Ihre Partnerin/Ihr Partner selbst so reduziert und zerstört. Vielleicht wollen Sie mehr verstehen, was

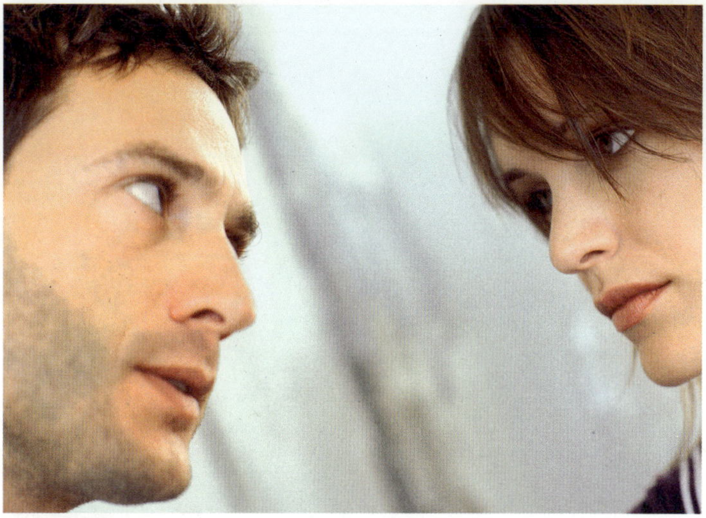

da eigentlich abläuft, und mehr über die Erkrankung einer Essstörung wissen.

Als Partner können Sie zwar wenig direkt helfen, denn Sie sind nicht die Therapeutin oder der Therapeut. Aber Sie können Ihr Verhalten so steuern, dass Sie aus dem System der Essstörung ausbrechen. Im Prinzip gelten dabei die gleichen Regeln wie für die Eltern (ab Seite 67). Eine Beratung oder Therapie kann Sie dabei unterstützen, diese Verhaltensänderungen einzuführen und durchzuhalten.

- Suchen Sie immer wieder das Gespräch. Wenn ein anfänglicher Verdacht auf eine Essstörung besteht: Warten Sie nicht zu lange. Machen Sie sich dabei aber klar, dass die Essstörung zum wichtigsten Lebensinhalt des Betroffenen geworden ist und sie ihre eigene Persönlichkeit darüber definieren. Versuchen Sie deshalb Verständnis dafür zu zeigen, wenn die oder der Betroffene erst einmal abwehrt und nicht einfach ihre, seine Essgewohnheiten ändern kann. Aber steter Tropfen höhlt den Stein: Bleiben Sie dran und versuchen Sie es immer wieder.
- Nehmen Sie der/dem Betroffenen nicht alles ab und unterstützen Sie nicht die Symptome. Stellen Sie Ihre eigenen Essens- und Einkaufsgewohnheiten nicht zuliebe des erkrankten Partners um. Das heißt bei der Bulimie und der Binge-Eating-Störung: Nicht für die PartnerIn/den Partner einkaufen, kein Geld geben für die Einkäufe oder getrennte Konten anlegen und darüber hinaus getrennte Fächer im Kühlschrank einrichten. Für die Magersucht bedeutet das: Sich nicht unter Druck setzen lassen – Magersüchtige neigen dazu, den anderen kontrollieren zu wollen. Lassen Sie sich nicht alles verbieten. Versuchen Sie Ihrerseits nicht, Ihre Partnerin oder Ihren Partner bei den Essgewohnheiten zu kontrollieren, das klappt sowieso nicht. Lassen Sie sich nicht beruhigen, nach dem Motto: „Ich habe doch genügend gegessen" oder „Ich esse doch nur gesund".
- Seien Sie „egoistisch". Leben Sie Ihr Leben, lassen Sie sich nicht völlig von der Essstörung und Ihren Sorgen um die Partnerin, den Partner absorbieren.

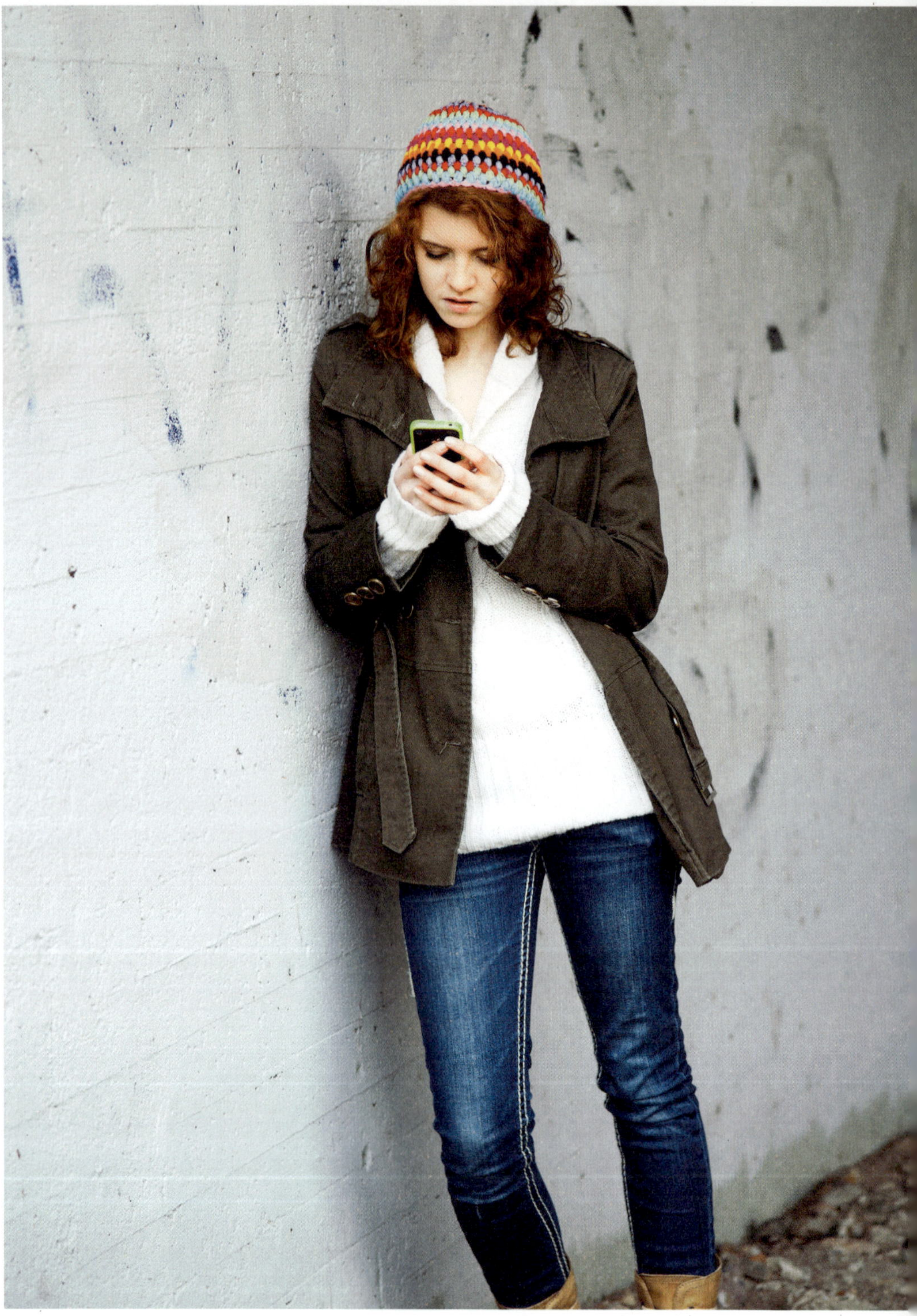

ESSSTÖRUNGEN BEHANDELN

Für Beratung und Therapie ist es nie zu früh – um zu verhindern, dass die Essstörung chronisch wird und körperliche Folgeschäden entstehen. Andererseits heißt es aber auch: Es ist nie zu spät. Auch nach Jahren lohnt es sich, eine Behandlung zu beginnen. Denn Veränderungsprozesse sind zu jedem noch so fortgeschrittenen Zeitpunkt möglich.

DIE WICHTIGSTEN ZIELE

Ein gesundes Essverhalten – bei Magersüchtigen auch eine Gewichtszunahme – hat bei der Behandlung einer Esstörung oberste Priorität.

So heißt es unter Essstörungsexpertinnen und -experten: „Die Normalisierung des Essverhaltens ist nicht alles, aber ohne das ist alles nichts." Neben der Behandlung der akuten Symptome geht es in der Therapie auch um die Bewältigung psychischer Schwierigkeiten.

Das sind vor allem: Probleme mit dem Selbstwertgefühl, mit Kontakt zu anderen und mit Selbstständigkeit. Die Betroffenen müssen lernen, alterstypische Entwicklungsaufgaben anzugehen, wie z. B. Verantwortung übernehmen, sich behaupten, mit Sexualität umgehen, Nähe zulassen, eine Partnerschaft eingehen.

Fachleute finden

Ein gutes Behandlungsprogramm – egal ob ambulant oder stationär – sollte daher immer aus verschiedenen Bausteinen bestehen und ruht im Wesentlichen auf fünf Säulen:

- medizinische Behandlung oder Überwachung möglicher körperlicher Folgen
- Ernährungstherapie
- Psychotherapie
- Einbeziehung der Familie/Partner (zumindest bei Kindern und Jugendlichen)
- ggf. Behandlung von Begleiterkrankungen und medikamentöse Therapie (in erster Linie bei Bulimie).

Es zeigt sich allerdings immer wieder, dass es insbesondere in kleineren Städten oder auf dem Land nicht leicht ist, Essstörungs-Spezialistinnen oder -Spezialisten in der Nähe zu finden. Und auch in Großstädten müssen Betroffene oft lange warten, bevor sie einen Behandlungsplatz bekommen. Eine spezialisierte Beratungsstelle (S. 19) kann der erste Schritt sein: Dort finden Sie bei der Suche und Koordination der Behandlung Unterstützung und werden mit fundierten Informationen und konkreten Tipps versorgt. Wenn es keine Beratungsstelle in Ihrer Nähe gibt, können Sie auch mit telefonischen Beratungen (Beratungsstelle oder Beratungstelefon der Bundeszentrale für gesundheitliche Aufklärung, S. 21) Wartezeiten überbrücken. In jedem Fall sind regelmäßige Besuche beim (Haus-)Arzt erforderlich, um eine medizinische Überwachung zu gewährleisten. In einem Notfall können Sie sich an die Ambulanz einer Klinik für (Kinder- und Jugend-)Psychiatrie oder einer Klinik für psychosomatische Medizin und Psychotherapie wenden.

HIER FINDEN SIE SPEZIALISTEN

Auf der Seite www.hilfe-essstoerungen.de der Bundeszentrale für gesundheitliche Aufklärung finden Sie gute Einrichtungen in ganz Deutschland, die sich auf Essstörungen spezialisiert haben: Sie können nach Bundesland, Postleitzahl oder Art der Angebote (Beratung, Behandlung, Selbsthilfe etc.) suchen oder unter „Volltextsuche" ein weiteres Stichwort eingeben.

Bundesweite Adressen, aufgeteilt nach Erwachsenen oder Jugendlichen, sind auf der Internetseite der Berliner Beratungsstelle Dick & Dünn e. V. aufgelistet: www.dick-und-duenn-berlin.de (unter „Service" und „Downloads").

Einrichtungen, die sich auf Essstörungen spezialisiert haben und Mitglied im Bundesfachverband Essstörungen e. V. sind, stehen auf www.bundesfachverbandessstoerungen.de.

Gemeinsam kämpfen

Aufgabe der Eltern und Angehörigen ist es, immer wieder zur Therapie zu motivieren. Schon bei den ersten Warnzeichen (S. 55) sollten Eltern, Partner und Angehörige die Betroffenen darauf ansprechen und nicht lockerlassen. Wünschenswert ist es, dass die Betroffenen sich aus eigener Initiative in eine Behandlung begeben. Handeln Sie deshalb wenn möglich nicht über den Kopf der oder des Betroffenen hinweg und machen Termine aus, ohne das abzusprechen. Auch Ihr Kind überlisten, in eine Klinik bringen und einfach dalassen, bedeutet einen Vertrauensbruch und ist kein günstiger Start für eine Therapie. Bitten Sie daher die Therapeuten, ein oder mehrere Vorgespräche mit Ihrer Tochter, Ihrem Sohn zu führen. Eine Behandlung unter Zwang ist glücklicherweise nur in sehr seltenen Fällen notwendig („Zwangsbehandlung", S. 114).

Essstörungen sind in der Regel kompliziert und hartnäckig, eine Besserung oder Heilung zieht sich oft nicht nur über Monate, sondern über Jahre hin. Es besteht immer die Gefahr von Rückfällen oder einer Chronifizierung (Kapitel „Essstörungen behandeln", S. 79). Angehörige, Eltern, Behandler und nicht zuletzt die Betroffenen selbst brauchen für diesen Prozess viel Geduld und dürfen die Hoffnung nicht aufgeben. Studien zeigen, dass ein Teil der magersüchtigen Patientinnen die Essstörung erst nach fünf bis sieben Jahren oder noch längerer Zeit überwunden hat. Generell ist auch bei chronischem Verlauf eine Heilung noch möglich.

INFO So können Sie die Behandlung als Angehöriger unterstützen

Allgemein

- Akzeptieren Sie, dass es sich bei einer Essstörung um eine psychische Erkrankung und nicht um mutwillige Verhaltensweisen handelt.
- Stellen Sie sich auf einen möglicherweise langwierigen Verlauf ein. Geben Sie nicht die Hoffnung auf und haben Sie Geduld.
- Haben Sie Vertrauen in die Fähigkeiten Ihres Kindes/Ihres Angehörigen, gesund zu werden.
- Nutzen Sie Beratungsstellen und die Angebote (z. B. Gruppen) für Eltern und Angehörige.
- Motivieren Sie immer wieder zur Therapie.

Thema Essen und Figur

- Loben Sie nicht, wenn Ihre Tochter, Ihr Sohn, Ihr Partner dabei ist, das Essverhalten zu ändern. Lassen Sie eine Gewichtszunahme (bei Anorexie) respektive -abnahme (bei Binge-Eating-Störung) unkommentiert.
- Während gemeinsamer Mahlzeiten sollte nicht über Essen, Figur und Gewicht geredet werden.
- Äußern Sie sich nicht zu Ihrer Figur oder zum Körper anderer Leute.
- Eltern, Partner, Angehörige sollten vermeiden, das Essen oder das Gewicht zu kontrollieren.
- Geben Sie die Verantwortung für das Essen an Ihr Kind zurück: Es isst für sich, nicht für Sie.

Eigenes Leben

- Eine Essstörung stellt das gesamte Familienleben auf den Kopf. Das ist eine große Belastung, aber auch eine Chance. Welche Rolle spielt bei uns das Essen, Aussehen und Figur? Wie läuft die Kommunikation? Wie gehen wir mit Konflikten um? Wer hat welche Rolle? „Sie müssen genau hingucken – auch wenn es bitter ist", berichtet die Mutter eines schwer erkrankten magersüchtigen Mädchens.
- Lassen Sie sich nicht von der Erkrankung auffressen. Suchen Sie sich Unterstützung. Sorgen Sie, soweit es Ihnen möglich ist, für sich selbst. Ihnen darf es auch mal gut gehen, auch wenn es Ihrem Kind, Ihrem Partner schlecht geht.

Es gilt, sich gemeinsam gegen die Essstörung zu verbünden. Expertinnen und Experten sprechen in diesem Zusammenhang gerne von dem Bild „shoulder to shoulder" (statt „head to head"): Eltern, Angehörige und Behandler stellen sich Seite an Seite mit den Betroffenen der Essstörung entgegen.

Heilungsraten

Viele Essgestörte schaffen es, aus der Erkrankung herauszukommen, zeigen aber noch Verhaltensauffälligkeiten bezüglich Figur, Gewicht und Essen. Die Erfolgsaussichten sind laut der Deutschen Gesellschaft für Essstörungen (DGESS) e. V. besonders günstig, wenn die Erkrankung noch nicht lange besteht und wenn keine weiteren psychischen Erkrankungen oder ausgeprägte Persönlichkeitsstörungen vorliegen.

Die Heilungsraten haben sich in den letzten Jahren besonders bei jüngeren Patientinnen mit Magersucht verbessert: Lagen sie noch vor 10 bis 15 Jahren bei 40 bis 50 Prozent, erreichen sie heute 70 bis 80 Prozent.

Allgemein können einer großen Analyse vorliegender Studienergebnisse mit über 5 000 Patientinnen zufolge die Hälfte der Anorexie-Patientinnen geheilt werden, bei weiteren 30 von 100 bessert sich die Symptomatik. 60 von 100 Anorexie-Patientinnen erreichen ein angemessenes Gewicht.

Bei einer Bulimie oder Binge-Eating-Störung sehen die Zahlen noch besser aus: Etwa 70 von 100 der Menschen mit diesen Essstörungen können geheilt werden. Insgesamt ist die Prognose laut Forschungsliteratur bei einer Binge-Eating-Störung am besten, nicht nur was die Essstörungssymptome betrifft, sondern auch bezogen auf andere psychische Probleme.

Stand der Forschung

Bei der Magersucht weiß man noch sehr wenig über die Therapie. Vieles beruht auf Erfahrungen und Expertenmeinungen, Studien gibt es wenig. Einzig für die familienbasierte Therapie gibt es gesicherte Belege, dass sie bei Kindern und Jugendlichen einen deutlichen Effekt hat. Daneben finden sich jedoch Hinweise, dass eine Verhaltenstherapie und psychodynamische Therapieansätze wirksam sein können.

Medikamente dagegen scheinen keinen Einfluss auf den Gewichtsverlauf und die Gesamtprognose zu haben, können jedoch bei weiteren psychischen Beschwerden wie depressiver Verstimmung sowie Angsterkrankungen angebracht sein. Eine alleinige Ernährungsberatung ist nicht ausreichend. Von daher gilt Psychotherapie als unabdingbar. Bei einer Magersucht, die mit ausgeprägtem Untergewicht einhergeht, hat sich eine stationäre Behandlung bewährt (S. 109).

Um die Forschungslücken zu schließen, haben sich renommierte Expertinnen und Experten auf dem Gebiet der Essstörungen zu einem Forschungsverbund zusammengeschlossen (EDNET = Eating

Disorders Diagnostic and Treatment Network) und drei große Therapiestudien zur Anorexie durchgeführt, die den wissenschaftlichen Standards entsprechen und vom Bundesministerium für Bildung und Forschung (BMBF) gefördert werden.

Eine Studie (ANTOP) widmete sich der ambulanten Therapie: Hier wurde die tiefenpsychologisch fundierte Psychotherapie (S. 96) mit einer kognitiven Verhaltenstherapie (S. 96) bei erwachsenen Patientinnen und Patienten verglichen. Außerdem haben die Wissenschaftler untersucht, ob diese Psychotherapie-Formen besser wirken als eine weniger strukturierte Unterstützung zum Beispiel durch die Hausärztin, den Hausarzt. Ergebnisse: In allen drei Gruppen nahmen die Patientinnen signifikant an Gewicht zu. Auf längere Sicht schnitt die psychodynamische Therapie aber am besten ab, darauf folgte die kognitive Verhaltenstherapie. Bei beiden Psychotherapie-Methoden brachen weniger Patientinnen die Behandlung ab als in der Kontrollgruppe.

In einer zweiten Studie (ANDI) untersuchten die Forscherinnen und Forscher, ob die Behandlung von Kindern und Jugendlichen mit einer Anorexie in einer Tagesklinik (S. 118) ähnlich effektiv ist wie in einer Klinik (S. 109). Im Ergebnis konnten die Patientinnen, die in einer Tagesklinik behandelt wurden, das gleiche Gewicht erreichen wie diejenigen, die die Therapie im Krankenhaus durchführten. Die Patientinnen aus der Tagesklinik erlitten aber weniger Rückfälle.

Eine dritte Studie (VIA) beschäftigte sich mit der Frage, inwieweit man mit einem internetgestützten Programm einen Rückfall bei erwachsenen Anorexie-Patientinnen nach einer stationären Therapie verhindern kann. Das neunmonatige Programm, basierend auf der kognitiven Verhaltenstherapie, umfasste Informationen, schriftliche Übungen und Verhaltenstrainings zum Beispiel zu der Frage: Wie kann ich das in der Klinik Gelernte in meinen Alltag übertragen? Weitere Themen: Umgang mit (kompensatorischem Verhalten wie) Sport oder Erbrechen, Akzeptanz des eigenen Körpers und Selbstwertgefühl. Die Auswertung belegt, dass ein solches Programm hilfreich ist: Die Patientinnen, die daran teilnahmen, legten in den neun Monaten an Gewicht zu, während die Patientinnen in der Kontrollgruppe, die nicht an dem Programm teilnahmen, leicht an Gewicht verloren. Mithilfe des Rückfall-Programms verbesserte sich auch die bulimische Symptomatik deutlicher, Ängste und soziale Unsicherheiten beispielsweise gingen stärker zurück als in der Kontrollgruppe.

Behandlung von Bulimie und Binge-Eating

Über die Behandlung der Bulimia nervosa und Binge-Eating-Störung weiß man wesentlich mehr im Vergleich zur Anorexia nervosa. Für die Bulimie gibt es sehr gute Belege, dass eine kognitive Verhaltenstherapie hilft und dass eine ambulante Therapie einer Behandlung im Krankenhaus zunächst vorzuziehen ist. Es ist auch belegt, dass bei erwachsenen Bulimie-Patientinnen bestimmte Medikamente (Seite 127), nämlich Antidepressiva, die Symptomatik verbessern können – allerdings nur in Kombination mit einer Psychotherapie. Auch die Effekte von Selbsthilfemethoden (Seite 92) sind bei Bulimie-Patientinnen und -Patienten nachweisbar. Inwieweit ein internetbasiertes Programm Rückfälle nach einer stationären Therapie verhindern kann, wird zurzeit nicht nur bei Anorexie, sondern auch bei Bulimie untersucht (IN@-Studie).

Für die kognitiv-verhaltenstherapeutische Einzeltherapie gibt es bisher auch bei einer Binge-Eating-Störung die meisten Wirksamkeitsbelege. Im Ausland verfolgen Wissenschaftler auch andere Ansätze in der Therapie und konnten belegen, dass die interpersonelle Therapie (wird in Deutschland aber nicht angeboten) hilft bei Binge Eating ebenso wie die tiefenpsychologisch fundierte Psychotherapie. Zurzeit läuft eine Studie – auch im Rahmen von EDNET und auch gefördert vom BMBF –, in der die Expertinnen und Experten den Effekt einer internetbasierten Selbsthilfe, angeleitet von einem Coach, mit der Wirkung von 20 Sitzungen Verhaltenstherapie vergleichen (INTERBED-Studie). Die bisherigen Forschungsergebnisse deuten darauf hin, dass Selbsthilfe bei einer Binge-Eating-Störung ähnlich gut wirkt wie eine Verhaltenstherapie. In jedem Fall reduzieren sich die Essanfälle durch die internetbasierte Selbsthilfe deutlich stärker als bei den Personen, die auf der Warteliste stehen, also weder Selbsthilfe noch Psychotherapie in Anspruch nehmen. Bei dieser Kontrollgruppe haben nach sechs Monaten acht von 100 Betroffenen keine Essanfälle mehr, in der Selbsthilfegruppe 35 von 100.

Anorexia nervosa

Da eine Magersucht in Bezug auf die körperlichen Folgen oft schwerwiegender ist als eine Bulimie oder Binge-Eating-Störung, wird sie in Deutschland meistens zunächst im Krankenhaus für mehrere Wochen oder Monate behandelt. Magersüchtige Patientinnen tun sich allerdings mit Umbrüchen extrem schwer, sodass sie nach der Entlassung besonders gefährdet sind, einen Rückfall zu erleiden. Deshalb wird nach einem Klinikaufenthalt (stationäre Behandlung, Seite 109) eine ambulante Nachbehandlung (ambulante Behandlung, Seite 106) über mindestens ein Jahr empfohlen.

Eine von vornherein ambulant angelegte Therapie hat den Vorteil der Kontinuität – eine vertrauensvolle Beziehung der Patientin zur Therapeutin bzw. zum Therapeuten gilt als wesentlicher Faktor für die Heilung. Ab einem BMI, der deutlich über 15 kg/m^2 liegt, kann man versuchen, die Behandlung ambulant durchzuführen.

Wie wichtig es ist, bei Essstörungen symptomorientiert zu arbeiten, offenbart sich gerade bei der Magersucht: Bei starkem Untergewicht, bedingt durch den Hungerzustand, flachen die Gefühle ab, klares Denken ist den Mädchen kaum

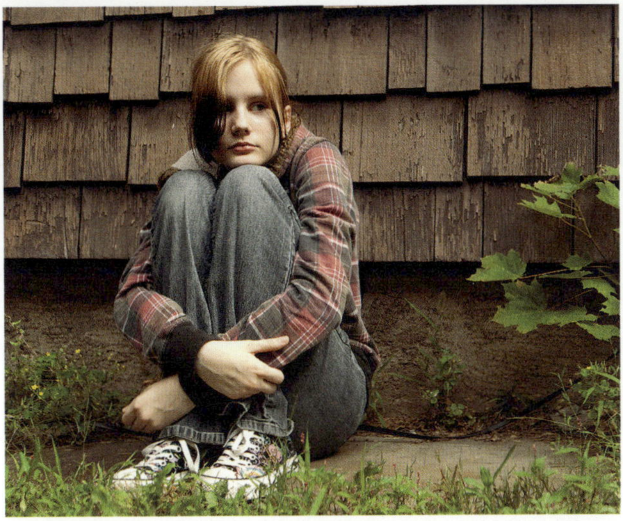

möglich. Dadurch ist auch die Krankheitseinsicht erheblich beeinträchtigt: Sie erleben ihre Symptome als zu ihrer Person und Persönlichkeit gehörig. Erst wenn sie zunehmen, kommen sie in Kontakt mit ihren Ängsten, können ihre Bedürfnisse wahrnehmen, sodass man damit in der Psychotherapie arbeiten kann.

Die Normalisierung von Ernährung und Gewicht hat daher insbesondere bei der Magersucht höchste Wichtigkeit. Und gerade bei der Magersucht ist es hilfreich, wenn die Psychotherapie (Seite 95) von einer Ernährungstherapie (Seite 102) begleitet wird. Häufig wird ein Gewichtsvertrag abgeschlossen und regelmäßig gewogen. Die Patientinnen und Patienten sollten in der ambulanten Behandlung etwa 500 Gramm pro Woche zunehmen, in der Klinik etwa ein Kilogramm pro Woche. Als Zielgewicht gilt allgemein die 25. Altersperzentile oder ein BMI von über 18 (Seite 51). Alternativ: das Gewicht, bei dem die Menstruation wieder einsetzt.

Wenn im Rahmen einer ambulanten Behandlung die Patientin über einen Zeitraum von drei bis sechs Monaten keine Gewichtszunahme erreicht, ist ein Klinikaufenthalt unumgänglich. Das kann eine Motivation sein, am vereinbarten Gewichtsziel zu arbeiten. Und allein eine Gewichtszunahme kann bereits den psychischen Zustand der Patientin deutlich stabilisieren und macht eine Psychotherapie überhaupt erst fruchtbar.

Da die Anorexia nervosa eine hartnäckige Erkrankung ist, gilt es, kleine Ziele zu setzen. Betroffene, Angehörige und auch Therapeuten können nicht schon nach wenigen Wochen oder Monaten ein unauffälliges Essverhalten erwarten. Manchmal können alle schon zufrieden sein, wenn die oder der Betroffene das (höhere) Gewicht hält oder mal ein „gewagtes" Lebensmittel, z. B. ein Stück Kuchen, ausprobiert.

Ausgeprägte Ambivalenz

In der Anfangsphase wird die Therapeutin, der Therapeut die meistens ausgeprägte Ambivalenz ins Auge fassen, mit der die Patientin, der Patient im Allgemeinen der Behandlung gegenübersteht. Denn die Magersüchtige begreift ihre Erkrankung nicht als Problem, sondern als Lösung ihres Problems. Eine beliebte Übung zum Beispiel, um der Ambivalenz Raum zu geben und das Für und Wider abzuwägen:

Die Patientin schreibt jeweils einen Brief – an die Magersucht als Freundin und an die Magersucht als Feindin. „Du warst immer für mich da, wenn andere mich im Stich gelassen haben", kann es darin zum Beispiel heißen. Oder aber auch: „Du machst mir falsche Versprechungen und gibst mir das Gefühl, Zeit zu vergeuden und nicht am Leben teilzunehmen."

In einer zweiten Phase geht es um die Emotionen. Gerade magersüchtige Mädchen sind, was ihre intellektuellen Fähigkeiten betrifft, meist gut entwickelt, ihre Gefühle dagegen nehmen sie gar nicht wahr. Die Betroffenen sind zudem häufig sehr unsicher im sozialen Bereich, waren zum Beispiel noch nie in der Disko oder hatten noch keinen Freund. Die Therapeutin, der Therapeut wird versuchen, das Selbstwertgefühl der Patientin zu stabilisieren und ihre Selbstständigkeit zu fördern. Was macht mich denn sonst noch aus? Was sind meine gesunden Seiten?

Bei der Anorexia nervosa haben tiefenpsychologisch fundierte Ansätze die längste Tradition, später kamen zunehmend verhaltenstherapeutische und familientherapeutische Ansätze auf. Heute finden eher alle Bereiche Berücksichtigung: Verhaltensprobleme und kognitive Fehlannahmen, Konflikte, Beziehungen, Familiendynamik. Die Wirksamkeit der einzelnen Therapiemethoden ist bei der Anorexia nervosa nur eingeschränkt beurteilbar – bisher gibt es keinen Beleg dafür, dass ein Verfahren einem anderen überlegen ist. Sowohl die kognitive Verhaltenstherapie (Seite 96) als auch die tiefenpsychologisch fundierte Psychotherapie (Seite 96) ist wirksam, wie die ANTOP-Studie (Seite 83) nahelegt. Für die Familientherapie existieren bisher die meisten Studien: Sie hat sich vor allem bei Kindern und Jugendlichen als sinnvoll erwiesen.

Bulimia nervosa

Die Mehrzahl der Bulimie-Patientinnen kann ambulant behandelt werden. Doch egal ob ambulant oder stationär: Ein Ziel ist es, die Kontrolle über die Nahrungsaufnahme zurückzugewinnen hin zu einer ausgewogenen und regelmäßigen Ernährung (Ernährungstherapie, Seite 102). Dafür gilt es, das Diätverhalten aufzugeben, wieder regelmäßig zu essen, Hunger und Sättigung zu spüren und bisher gemiedene Lebensmittel in den täglichen Speiseplan zu integrieren. Zweites Ziel: Die Abhängigkeit des Selbstwerts von Figur und Gewicht aufzulösen und Alternativen zu finden, auf denen das Selbstbewusstsein fußen könnte. Was macht mich sonst noch aus? Was sind meine Ressourcen, Stärken und Interessen? Mit einem stabileren Selbstbewusstsein können die Patientinnen und Patienten auch die Angst vor dem Zunehmen verlernen.

Denn dies ist wie bei den magersüchtigen Mädchen und Jungen auch der wunde Punkt bei den Bulimikerinnen und Bulimikern: Sie haben panische Angst vor einer Gewichtszunahme. Deshalb stehen auch sie tendenziell der Therapie ambivalent gegenüber. Sie möchten zwar ihre

Essanfälle loswerden und nicht mehr erbrechen, aber nicht ihr restriktives Essverhalten aufgeben.

Die kognitive Verhaltenstherapie („Formen der Psychotherapie S. 96) ist die Behandlung erster Wahl bei der Bulimie, weil für diese Methode die meisten und besten Studien vorliegen. Bei Jugendlichen ist es ratsam, die Familie (Familientherapie, Seite 101) einzubeziehen. Wenn eine kognitive Verhaltenstherapie nicht greift oder nicht zur Verfügung steht, sollte ein anderes Verfahren, zum Beispiel eine tiefenpsychologisch fundierte Psychotherapie (Seite 96) zum Zug kommen, auch wenn es dazu bisher nur wenige Studien gibt. Auch die interpersonelle Psychotherapie (Seite 97) kann empfohlen werden – diese Methode wird in Deutschland aber kaum angeboten und noch nicht von den gesetzlichen Krankenkassen bezahlt.

In einer ersten Phase der Behandlung steht das Essverhalten im Mittelpunkt und die Betroffenen werden über physiologische Fakten zu Gewichtsregulation, Diäten und Erbrechen aufgeklärt. In der Therapie lernen sie ihre Muster kennen: Zu welcher Tageszeit und in welchen Momenten habe ich etwas gegessen, wann und in welcher Situation habe ich einen Essanfall, wie lange habe ich vorher nichts gegessen, wann erbreche ich oder nehme Abführmittel? Die Betroffenen üben, Mahlzeiten zu festgelegten Zeiten zu sich zu nehmen – egal, ob sie Hunger haben oder nicht: möglichst drei Mahlzeiten am Tag, mit zwei bis drei Zwischenmahlzeiten. Um sich nicht gleich zu überfordern, reicht es zu Anfang eventuell, nur einen strukturierten Esstag in der Woche festzulegen.

Nach ein paar Sitzungen werden in einer zweiten Phase die verzerrten Einstellungen zu Figur und Gewicht herausgearbeitet. Da Bulimie-Patientinnen und -Patienten in der Regel negative Gefühle kaum aushalten können und deshalb sofort verdrängen, wird ihre Wahrnehmung von Gefühlen und eine adäquate Bewältigung (zum Beispiel durch Achtsamkeitsübungen) geschult. Auf diese Weise lernen sie auch, frühe Anzeichen, die einem Essanfall vorausgehen, wahrzunehmen, die sie bisher nicht spüren konnten.

Eventuell arbeiten Therapeutin oder Therapeut und Patientin oder Patient auch zusammen am negativen Körperbild, zum Beispiel durch eine Körperkonfrontation (Seite 105). Die Betroffenen üben sich auch in sozialen Fertigkeiten – wie eigene Gefühle angemessen ausdrücken und eigene Bedürfnisse gegenüber anderen vertreten, mit Konflikten umgehen oder Probleme lösen.

Da einige Bulimie-Patientinnen und -Patienten auch unter anderen Störungen leiden, zum Beispiel Alkohol oder Drogen missbrauchen oder sich selbst verletzen bis hin zu einer Borderline-Persönlichkeitsstörung (Seite 136), müssen diese Probleme ebenfalls in einer Therapie bearbeitet werden.

Binge-Eating-Störung

Das Burger-King-Schild erblickt und schon fünf Hamburger gegessen? Vielen Menschen, die unter der Binge-Eating-Störung leiden, scheint es, als ob die Essanfälle aus dem Nichts heraus kommen. Doch wenn sie sich selbst genau beobachten, die Situation analysieren, die einem Essanfall vorausgeht, dann stellt sich heraus: Es gibt Ankündigungen. Die Auslöser erkennen, die Impulse besser kontrollieren und neue Bewältigungsstrategien erlernen, darum geht es – ähnlich wie bei der Bulimie (Seite 36) – in der Therapie der Binge-Eating-Störung. Da diese Essstörung als gut behandelbar gilt, sollte eine Therapie zunächst immer im ambulanten Rahmen stattfinden.

Die kognitive Verhaltenstherapie (Seite 96) ist die Standardbehandlung der Binge-Eating-Störung und kann die Essanfälle deutlich reduzieren. Begrenzte Wirksamkeitsbelege liegen auch für die interpersonelle Psychotherapie (in Deutschland nicht angeboten, Seite 97) und für die tiefenpsychologisch fundierte Psychotherapie (Seite 96) vor.

ABNEHMEN DURCH PSYCHOTHERAPIE?

Vielleicht gehören Sie zu denjenigen, die weniger unter den Essanfällen als vielmehr unter ihrem Übergewicht leiden. Gleich vorweg: Mit einer Psychotherapie kann man nicht wirklich abnehmen. Doch Sie können von einer Behandlung der Essanfälle in jedem Fall profitieren. Denn, **erstens**, kann eine kognitive Verhaltenstherapie dazu beitragen, dass Sie sich nicht mehr so viele Sorgen um Figur und Gewicht machen und Ihren Körper besser annehmen können. Auch mögliche depressive Symptome oder Ängste gehen zurück.

Zweitens: Studien haben zeigen können, dass diejenigen Patienten, die keine Essanfälle mehr hatten, immerhin ein wenig ihr Gewicht reduzieren und das auch halten konnten. Deshalb empfehlen viele Expertinnen und Experten, eine Gewichtsreduktion (siehe unten) gesondert und erst nach einer Behandlung der Essanfälle anzugehen.

Hunger und Sättigung wieder wahrnehmen

In der kognitiven Verhaltenstherapie geht es in einer ersten Phase zunächst konkret ums Essverhalten. Mithilfe eines Selbstbeobachtungsprotokolls können die Patientinnen und Patienten herausfinden, wann sie was in welchen Mengen wo gegessen haben. Handelte es sich um einen Essanfall? Welche Gedanken und Gefühle hatte ich vor, während und nach dem Essen? Häufig stellen sich Gefühle wie Einsamkeit oder Überforderung als Auslöser heraus. Durch Übungen, die ein genussvolles und achtsames Essen fördern, lernen Sie, Hunger und Sättigung wieder besser wahrzunehmen. Sie lernen, regelmäßig zu essen – drei Hauptmahlzeiten und zwei Zwischenmahlzeiten –, um den Heißhungerattacken vorzubeugen, und sich gesünder zu ernähren.

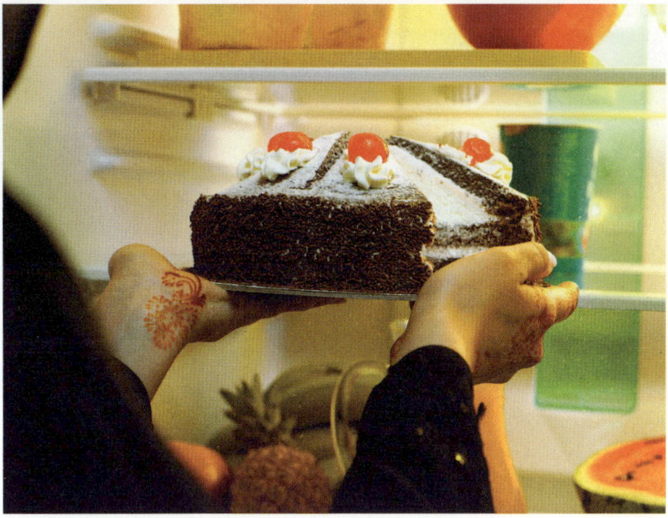

Gleichzeitig werden Sie dazu animiert, sich mehr zu bewegen. Regelmäßige Bewegung senkt nicht nur die Energiebilanz, sondern bedeutet auch aktive Stressbewältigung, ebenfalls ein Programmpunkt in der Therapie. Auch die Auseinandersetzung mit dem eigenen Körper oder Bild vom eigenen Körper ist ein wichtiger Teil in der Therapie (Körpertherapie, S. 104). Schwierige Situationen mit anderen Menschen werden ebenfalls angesprochen und durchgespielt: Wie kann ich zum Beispiel die überzogenen Anforderungen meines Chefs in angemessener Form abwehren? Oder wie kann ich selbstbewusst reagieren, wenn ich wegen meines Übergewichts dumm angequatscht werde? Viele übergewichtige Menschen leiden unter der gesellschaftlichen Stigmatisierung (Seite 11), die sie in vielen Lebensbereichen zu spüren kriegen. Eine Stärkung des Selbstbewusstseins hilft, dem etwas entgegensetzen zu können.

Essanfälle bei Kindern

Die kognitive Verhaltenstherapie könnte nicht nur bei Erwachsenen, sondern auch bei Kindern wirksam sein, die eine Tendenz haben, unkontrolliert zu essen. Studien dazu liegen allerdings nicht vor. Ob Wut, Trauer, Langeweile oder Stress – die Kinder beantworten Gefühle mit essen. Sie essen statt zu fühlen. Und essen ohne Hungergefühl.

Bei Kindern und Jugendlichen sollte die Familie oder andere Personen des engeren sozialen Umfelds in die Therapie mit einbezogen werden. Denn Eltern sind Vorbilder für das Ernährungs-, Ess- und Bewegungsverhalten der Kinder.

Und nur wenn die ganze Familie die Ernährung umstellt, das Essverhalten ändert und den Alltag bewegungsfreudig gestaltet, kann auch das Kind ein gesundes Essverhalten entwickeln.

- Wichtig sind z. B. regelmäßige gemeinsame Mahlzeiten am gedeckten Tisch in möglichst entspannter Atmosphäre.
- Wichtig ist es, Essen und Belohnung nicht zu verquicken.
- Wichtig ist es, sich Zeit zu nehmen für Gespräche.

(Mehr Tipps S. 81 „So können Sie die Behandlung als Angehöriger unterstützen")

Das Kind und die Familie können sich durch eine Ernährungsberaterin/einen Ernährungsberater oder Kinder- und Jugendlichenpsychotherapeuten/-therapeutin oder auch in einer Beratungsstelle coachen lassen: Eine solche Unterstützung von außen ist meistens sehr hilfreich. Die Beratungsstelle Dick & Dünn zum Beispiel arbeitet dabei nach dem Prinzip der „Flexiblen Kontrolle": „Ungesunde" Lebensmittel wie Cola oder Süßigkeiten werden für die Woche portioniert (z. B. ein halber Liter Cola und ein Schuhkarton mit Süßem), das Kind kann sich einteilen, wann es zugreift. Das heißt, es muss nicht heimlich essen und lernt, selbst zu bestimmen.

TIPP FÜR DEN ALLTAG

Bauen Sie ausreichen Bewegung in Ihren Alltag ein. Zum Beispiel: Treppen steigen statt Rolltreppe nehmen, mal das Auto stehen lassen oder weiter weg parken, eine Haltestelle früher aussteigen etc. Experten empfehlen 30 Minuten pro Tag an mäßiger körperlicher Aktivität (schnelles Gehen zum Beispiel), um das Gewicht zu halten.

Gewicht reduzieren

Viele Patientinnen und Patienten mit einer Binge-Eating-Störung möchten gerne abnehmen. Und für viele ist das Übergewicht ein größeres Problem als die Essanfälle. Nichtsdestotrotz ist es empfehlenswert, erst eine Gewichtsreduktion anzugehen, wenn die Betroffenen ihr Essverhalten im Griff haben.

Um abzunehmen, brauchen Sie eine negative Energiebilanz. Das heißt: Die Energiezufuhr senken (mithilfe einer kalorienärmeren, ausgewogenen Kost) und den Energieverbrauch (körperliche Aktivität) erhöhen. Erfolgreich sind nur diejenigen, die langfristig ihren Lebensstil ändern. Wobei Sie, was den Erfolg betrifft, Ihre Erwartungen eventuell herunterschrauben müssen: Eine dauerhafte Abnahme von fünf Prozent Ihres Ausgangsgewichts ist realistisch. Kurzfristige Diäten (Seite 42) erhalten den Teufelskreis einer Essstörung aufrecht.

Ein neues Bewegungs- und Essverhalten lässt sich besonders gut in Gruppen einüben, die von einer Fachkraft geleitet werden. Ein solches Programm zum Abnehmen sollte aus den drei Säulen Ernährungs-, Verhaltens- und Bewegungstherapie bestehen. Fragen Sie bei Ihrer Krankenkasse nach.

Bei Kindern und Jugendlichen sollte das Übergewicht ab der 97. Perzentile (S. 53) behandelt werden, oder schon ab der 90. Perzentile, wenn eine behandlungsbedürftige Folgeerkrankung vorliegt. Wobei das Ziel nicht unbedingt eine kontinuierliche Gewichtsabnahme ist, sondern eine Stabilisierung des Körpergewichts, eventuell auf einem niedrigeren Niveau. Wenn die Patienten noch wachsen, erreichen sie dann automatisch über die Körpergröße einen niedrigeren BMI-Wert.

TIPP

Auch für Kinder gibt es Schulungsprogramme, weitere Informationen unter www.a-g-a.de (Arbeitsgemeinschaft Adipositas im Kindes- und Jugendalter).

INFO Medikamente zum Abnehmen

Ein Medikament zum Abnehmen kann dann erwogen werden, wenn Sie mit einer Änderung Ihres Lebensstils auch nach Monaten keine Erfolge erreichen und Ihr BMI über 30 liegt, oder über 27 und Sie zusätzliche Risikofaktoren haben wie zum Beispiel Bluthochdruck.
Als einziges Mittel kommt der Wirkstoff Orlistat infrage, der unter dem Handelsnamen Xenical bekannt ist und die Verdauung von Fett in Magen und Dünndarm hemmt. Dadurch kann es nach der Einnahme von Orlistat und Fett im Essen zu kaum kontrollierbarem durchfallartigem Stuhlgang kommen. Die Stiftung Warentest bewertet Orlistat als „mit Einschränkung geeignet". Langfristig bleibt ein Gewichtsverlust aber nur stabil, wenn die Lebensgewohnheiten verändert werden. Über die Anwendung bei adipösen Kindern und Jugendlichen unter 18 Jahren gibt es keine ausreichenden Kenntnisse, deshalb sollten sie nicht mit einem Medikament behandelt werden.
Amphetamine, die neben aufputschenden auch appetithemmende Eigenschaften haben, bewertet die Stiftung Warentest als „wenig geeignet", weil über die Wirksamkeit von Amphetaminen zur Gewichtsreduktion nur wenige und nur schlechte Studien vorliegen. Zu den vielen schwerwiegenden Nebenwirkungen gehört die Gefahr einer Abhängigkeit.
Mehr zu Medikamenten gegen Übergewicht unter www.test.de oder im „Handbuch Medikamente" der Stiftung Warentest.

CHIRURGIE

Nach aktuellem Forschungsstand stellt die Binge-Eating-Störung keine Kontraindikation mehr dar für adipositaschirurgische Maßnahmen. Allerdings sollten sich die Essstörungspatientinnen und -patienten vor einer OP in eine psychotherapeutische Behandlung begeben – ein oder zwei Vorgespräche reichen dabei nicht. Der Eingriff sollte in eine Psychotherapie eingebettet sein.

Bei extremer Adipositas (Grad III oder Grad II mit schweren Folgeerkrankungen, hohem Erkrankungsrisiko oder erheblichem Leidensdruck, siehe Kasten) ist die Adipositaschirurgie derzeit die einzige langfristig effektive Behandlung. Bei solchen chirurgischen Maßnahmen wird entweder die Magenkapazität begrenzt (restriktive Verfahren) oder die Aufnahme der Nährstoffe gehemmt (malabsorptive Verfahren).

Etwa 15 bis 30 von 100 der adipösen Patientinnen und Patienten, die eine solche OP vorhaben, leiden unter eine Binge-Eating-Störung.

SELBSTHILFE

Selbsthilfe hat sich vor allem bei einer Binge-Eating-Störung als hilfreich erwiesen, wie wissenschaftliche Studien belegen. Expertinnen und Experten empfehlen erwachsenen Menschen mit einer leichteren Essanfallsstörung daher: Versuchen Sie es zunächst einmal mit einem Selbsthilfe-Handbuch. Auch für Bulimie-Patientinnen sind Effekte durch Selbsthilfe klar nachweisbar. In Bezug auf die Anorexia nervosa formulieren die Forscherinnen und Forscher in den Leitlinien vorsichtig: „Selbsthilfe könnte als erster Schritt einen Nutzen haben." Selbsthilfe für Magersüchtige ist allerdings bisher kaum untersucht.

Selbsthilfe ist als erster Schritt oder auch zur Überbrückung von Wartezeiten auf einen Therapieplatz geeignet. Und wenn der Weg zur nächsten Beratungsstelle (Seite 19) oder zum nächsten Therapieplatz zu weit ist, können Betroffene es ebenfalls mit Selbsthilfe probieren. Auch zur Nachbereitung einer absolvierten ambulanten (Seite 106) oder stationären Therapie (Seite 109) kann sich ein Selbsthilfeprogramm eignen.

Eventuell ist es auch eine Möglichkeit, einen Psychotherapeuten in größeren Abständen aufzusuchen, der Ihr Selbsthilfeprogramm begleitet. Denn eine professionelle Unterstützung (angeleitete Selbsthilfe) – sei es persönlich, per Telefon oder Mail – hat sich bewährt, ist allerdings häufig praktisch nicht durchführbar.

Selbsthilfe erfordert viel Disziplin und Motivation, hat aber den großen Vorteil, dass Sie Ihre „Selbstwirksamkeitserwartung" trainieren können, wie Psychologen es ausdrücken. Der Begriff umschreibt die optimistische Überzeugung, Gewohnheiten aus eigener Kraft kontrollieren und ändern zu können.

Das Selbsthilfeprogramm sollte verhaltenstherapeutisch (Seite 96) ausgerichtet sein und leitet dazu an, den Auslösern und Hintergründen der Essanfälle auf die Schliche zu kommen und sich alternative Strategien zu erarbeiten. Solche Programme gehen also über reine Informationsvermittlung oder Erfahrungsaustausch hinaus: Die Teilnehmerinnen und Teilnehmer werden dazu aufgefordert, Materialien zu Hause durchzuarbeiten und bestimmte Übungen im Alltag auszuprobieren. Dabei ist es auch möglich, das Programm an individuelle Bedürfnisse anzupassen. Anschließend bewerten die Teilnehmenden den Erfolg ihrer Bemühungen.

Selbsthilfe gibt es nicht nur in Form eines Buches: Es konnten bereits erste Erfahrungen mit Therapieprogrammen als Video, CD oder via Internet gemacht werden. Forscher haben derartige CD-Programme evaluiert: Sie haben sich als definitiv wirksam und hilfreich bei leichteren Formen von Essstörungen – allerdings nicht bei der Magersucht – erwiesen. Die laufende INTERBED-Studie vergleicht die

Wirkungen bei einer Binge-Eating-Störung von 20 Einzelsitzungen kognitiver Verhaltenstherapie mit einem multimedial aufbereiteten Selbsthilfeprogramm im Internet (Texte, Animationen, Audio, Video). Ein Online-Coach unterstützt die Teilnehmerinnen und Teilnehmer des internetbasierten Programms durch eine wöchentliche E-Mail. Beide Behandlungen erstreckten sich über vier Monate (Stand der Forschung, S. 82). Einige Beratungsstellen (zum Beispiel Frankfurter Zentrum für Essstörungen oder „Cinderella" in München) haben mit einem internetgestützten Selbsthilfeprogramm für Bulimie-Betroffene bereits sehr gute Erfahrungen ge-

INFO **Internet: Empfehlung und Warnung**

Hungrig-Online
Selbsthilfegruppen können Sie gut über www.hungrig-online.de finden – eine Internetseite, die auch virtuelle Selbsthilfegruppen anbietet. Der Verein Hungrig-online e. V. ist die größte deutschsprachige Internetplattform für Essstörungen und Mitglied im Bundesfachverband Essstörungen e. V. (S. 19). Im Team arbeiten rund 50 ehrenamtliche Mitarbeiterinnen und Mitarbeitern, vor allem ehemalige Betroffene. Sie werden von Ärztinnen, Psychologen, Ernährungsberaterinnen und Pädagogen unterstützt. Neben Informationen zu allen Krankheitsbildern (aufgefächert in Binge-Eating-Online, Adipositas-Online, Bulimie-Online und Magersucht-Online) ermöglichen die Internetseiten eine anonyme Kommunikation über Foren, Mailinglisten, Chat oder eben auch virtuelle Selbsthilfegruppen. Der Austausch wird immer von einem Mitarbeiter moderiert, bestimmte Regeln (z. B. keine Abnehmtipps, keine Zahlen bezüglich Figur und Gewicht) müssen beachtet werden.

Gefährliche Seiten
Selbsthilfe im Internet ist nicht zu verwechseln mit den Internetseiten Pro-Ana (abgeleitet von Anorexia nervosa) und Pro-Mia (abgeleitet von Bulimia nervosa): Die Teilnehmerinnen dieser Seiten eifern einem krankhaften Schlankheitsideal nach. Die Essstörung gilt als wahre Freundin, Glaubensregeln predigen essgestörtes Verhalten, Videos und Fotos ausgemergelter Frauen dienen zur Inspiration. Die Teilnehmerinnen motivieren sich wechselseitig zum Abnehmen. Das Bundesministerium für Familie, Senioren, Frauen und Jugend hat dazu einen Ratgeber herausgegeben: „Gegen Verherrlichung von Essstörungen im Internet", zu beziehen über den Publikationsversand der Bundesregierung,
Tel. 01805/778090
publikationen@bundesregierung.de

macht. Der Vorteil: Die Patientinnen und Patienten müssen nicht vor Ort sein und können anonym bleiben. Wenn Sie versuchen, alleine zurechtzukommen, sollten Sie wissen, dass sich ein Verhalten nicht von heute auf morgen verändern lässt. Untersuchungen zeigen, dass Veränderungswillige in der Regel mehrere Anläufe brauchen, bis sie ihr Ziel erreicht haben. Rückfälle in alte Verhaltensweisen sind also völlig normal und bedeuten eine Aufforderung, es weiter zu versuchen. Doch Selbsthilfe reicht nicht immer aus. Wenn Sie merken, dass Sie alleine nicht weiterkommen, sollten Sie an eine professionelle Behandlung denken. Sich Hilfe zu suchen bedeutet nicht, versagt zu haben, sondern ist eine sinnvolle Maßnahme, um sein Problem zu lösen.

GRENZEN DER SELBSTHILFE

- lebensbedrohlicher körperlicher Zustand
- extremes Gewicht (Unter- oder Übergewicht), das eine medizinische Behandlung erfordert
- starke Depressivität und akute Selbsttötungsabsicht
- psychotische Zustände
- ausgeprägter Missbrauch von Alkohol, Medikamenten oder illegalen Drogen (Quelle: www.bzga-essstoerungen.de)

Selbsthilfegruppen

Die regelmäßige, langfristige Arbeit in einer Selbsthilfegruppe kann helfen, Scham und Heimlichkeit zu überwinden, fördert die Beziehungsfähigkeit, stärkt die Eigenverantwortlichkeit und gibt Unterstützung bei der Erprobung alternativer Handlungsweisen. „In der Selbsthilfegruppe habe ich erfahren, wie sehr Selbst- und Fremdwahrnehmung auseinanderklaffen", berichtet ein essgestörter Mann. Er erzählt auch, dass er erst in der Selbsthilfegruppe auf wirkliches Verständnis gestoßen ist, während Freunde und Bekannte sein Verhalten und seine Probleme meistens nicht nachvollziehen konnten.

GRUPPE SELBER GRÜNDEN

Egal ob Betroffene oder Angehörige: Sie können eine Selbsthilfegruppe auch selber gründen. Die Nationale Kontakt- und Informationsstelle zur Anregung und Unterstützung von Selbsthilfegruppen (NAKOS) kann dabei helfen:
Tel. 030/31 018 960,
selbsthilfe@nakos.de.
Bei NAKOS ist auch die Broschüre „Selbsthilfeunterstützung bei psychogenen Essstörungen" erschienen, die Tipps für die Gründung einer Gruppe gibt.

So manche Beratungsstelle bietet eine Selbsthilfegruppe an – die sich real trifft oder virtuell. Sie sollten darauf achten, dass die Gruppe von einer ausgebildeten Fachkraft angeleitet ist. So kann zum Beispiel verhindert werden, dass ein problematisches Verhalten unreflektiert von anderen Gruppenmitgliedern imitiert wird. Im Internet sind auf Essstörungsseiten virtuelle Selbsthilfegruppen zu finden, die ebenfalls moderiert sein sollten. Die Moderatorin oder der Moderator überwacht den Austausch und gibt Denkanstöße. Die virtuellen Angebote bieten einen geschützten, intimen Rahmen, der nur für angemeldete und registrierte Teilnehmende zugänglich ist.

Auch für Eltern, Angehörige, Freundinnen und Freunde kann ein Austausch in der Gruppe sehr hilfreich sein. Zu sehen, zu hören, zu lesen, dass andere Angehörige ähnliche Erfahrungen machen und auch Wege gefunden haben, mit bestimmten Situationen klarzukommen, kann entlasten und ermutigen.

EVALUIERTE PROGRAMME

Empirisch überprüft sind bisher erst zwei Manuale.

- Für die **Binge-Eating-Störung**: Christopher G. Fairburn: Ess-Attacken stoppen: Ein Selbsthilfeprogramm. Huber, Bern.
- Für die **Bulimie**: Ulrike Schmidt, Janet Treasure: Die Bulimie besiegen: Ein Selbsthilfe-Programm. Beltz, Weinheim.

Evaluiertes Selbsthilfeprogramm im Internet für Bulimie-Patientinnen: www2.salut-ed.org/demo.

Weitere Bücher und Internetseiten im Serviceteil.

PSYCHOTHERAPIE

Psychotherapie macht den Kern einer Behandlung von Essstörungen aus, sie gilt als unabdingbar. Letztlich soll eine Psychotherapie auch verhindern, dass sich weitere psychische Erkrankungen, wie Depressionen oder Angststörungen (S. 132), entwickeln.

Zu Beginn einer Psychotherapie steht das Essverhalten mit konkreten Vereinbarungen und Essensplänen im Mittelpunkt. Im weiteren Verlauf rücken andere Themen in den Vordergrund: das geringe Selbstwertgefühl, die Ablösung vom Elternhaus, der extreme Perfektionismus, die Unsicherheiten in zwischenmenschlichen Kontakten, die Leistungsorientierung, die beeinträchtigte Wahrnehmung von Gefühlen, die Frage der weiblichen (oder männlichen) Identität etc.

Verschiedene Verfahren

In der Therapie der Essstörungen werden in Deutschland hauptsächlich zwei Verfahren angewandt: die kognitive Verhaltenstherapie (Seite 96), oder einfach nur Verhaltenstherapie genannt, und die tiefenpsychologisch fundierte Psychotherapie (Seite 96), auch psychodynamische Therapie genannt. Beide Therapierichtungen gehören zu den Richtlinienverfahren, das heißt, die gesetzlichen Krankenkassen erstatten die Kosten. Die

INFO Psychische Störungen: Formen der Psychotherapie

Kognitive Verhaltenstherapie

Das Verfahren führt psychische Störungen auf erlerntes problematisches Verhalten zurück, das sich auch wieder verlernen lässt. „Verhalten" meint neben dem Handeln auch Gefühle, Gedanken und körperliche Reaktionen. Es geht darum, sich selbst zu beobachten, Auslöser zum Beispiel von Essanfällen zu erkennen und sich Bewältigungsstrategien zu erarbeiten und einzuüben. Im Vergleich zur tiefenpsychologisch orientierten Psychotherapie ist die kognitive Verhaltenstherapie mehr auf Gegenwart und Zukunft ausgerichtet.

Eine Verhaltenstherapie ist an den Symptomen orientiert, geht Verhaltensprobleme, wie eine fehlende Mahlzeitenstruktur, Essrituale, Verbot verschiedener Lebensmittel, konkret an. Dazu nutzt sie unter anderem Essprotokolle oder strukturierte Esstage, an denen ein normales Essverhalten eingeübt wird. Zudem thematisiert die Verhaltenstherapie fixierte Denkschemata bezüglich Figur und Gewicht. So setzen die Patientinnen in der Regel „interessant sein" mit „dünn sein" gleich und sind oft fest davon überzeugt, dass sie nichts wert sind. Die Verhaltenstherapie arbeitet mit Verträgen sowie mit Belohnungen (Verstärkern) für erreichte Zwischenziele. Auf Antrag erstatten die gesetzlichen Krankenkassen Erwachsenen sowie Kindern und Jugendlichen 25 (Kurzzeittherapie) oder 45 Stunden. Eine Verlängerung bis zu 80 Stunden ist möglich. Für Gruppen gelten andere Erstattungssätze.

Tiefenpsychologisch fundierte Psychotherapie

Diesem Verfahren liegt die Überzeugung zugrunde, dass die Essstörung ein Lösungsversuch ist von zwischenmenschlichen und neurotischen Konflikten. Typisch ist zum Beispiel der innerpsychische Konflikt zwischen „Ich möchte autark sein" und „Ich möchte versorgt werden".

Die Beziehungsgestaltung wird unter die Lupe genommen. Das kann zum Beispie so ablaufen: Die Klientin ist enttäuscht, dass andere nicht nachfragen, wie es ihr geht. Es stellt sich heraus, dass sie sich sehr verschlossen gibt und den Eindruck vermittelt, nichts von sich preisgeben zu wollen. Klientin/Klient und Therapeutin/Therapeut stellen zusammen biografische Zusammenhänge her, besonders zur Kindheit, um die Entstehungsbedingungen der Erkrankung bewusst zu machen. Alte, verletzende Beziehungsspuren werden aufgedeckt, damit neue und positivere emotionale Erfahrungen möglich werden. Auch wenn die tiefenpsychologisch fundierte Psychotherapie Beziehungs- und Konfliktgeschehen unter die Lupe nimmt, werden auch die Essstörungssymptome bearbeitet.

Auf Antrag erstatten die gesetzlichen Krankenkassen Erwachsenen 25 (Kurzzeittherapie) oder 50 Einzelsitzungen, bei Kindern bis 70 und bei Jugendlichen bis 90 Stunden. Die Höchstgrenze liegt bei 100 Einzelsitzungen (bei Kindern 150, bei Jugendlichen 180 Stunden). Für Gruppen gelten andere Erstattungssätze.

Umfrage Psychotherapie

Knapp 4000 Menschen beteiligten sich 2011 an einer Umfrage der Stiftung Warentest zur Psychotherapie. Sie alle hatten in den letzten Jahren mit psychischen Problemen zu kämpfen: am häufigsten mit Depressionen (79 Pro-

zent) oder Ängsten (64 Prozent). Von Essstörungen berichteten 18 Prozent. Oft nannten die Teilnehmerinnen und Teilnehmer auch mehrere psychische Probleme.
Viele Patientinnen und Patienten bescheinigten ihren Therapeuten eine gute Arbeitsweise, etwa ein beruhigendes und unterstützendes Verhalten (83 Prozent), Aufgeschlossenheit gegenüber Fragen und Kritik (77 Prozent) oder Gründlichkeit bei der Problemlösung (73 Prozent). Knapp 80 Prozent waren insgesamt mit ihrem Therapeuten zufrieden oder sehr zufrieden.

Die Umfrage zeigte auch den Nutzen der Psychotherapie: So bezeichneten 77 Prozent der Teilnehmer vor Beginn der Behandlung ihr seelisches Leiden als „sehr groß" oder „groß". Nach dem Ende der Therapie lag dieser Anteil nur noch bei 13 Prozent.
Die Teilnehmerinnen und Teilnehmer nannten positive Effekte der Behandlung wie mehr Lebensfreude (68 Prozent), ein besseres Selbstwertgefühl (63 Prozent), einen leichteren Umgang mit alltäglichem Stress (61 Prozent) oder einen Anstieg der Arbeitsfähigkeit (53 Prozent).

Therapeuten brauchen eine Kassenzulassung sowie eine spezielle Ausbildung, in der Regel ein Psychologie- oder Medizinstudium plus eine mehrjährige psychotherapeutische Zusatzausbildung. Entsprechend handelt es sich um ärztliche oder psychologische Psychotherapeutinnen und -therapeuten. Für Kinder und Jugendliche bis zum 21. Lebensjahr stehen die Kinder- und Jugendpsychiaterinnen und -psychiater oder die Kinder- und Jugendlichenpsychotherapeuten zur Verfügung. Für die Therapie der Essstörung ist es wünschenswert, wenn die Therapeutin oder der Therapeut eine entsprechende Weiterbildung absolviert hat. Sie oder er sollte über klinische Erfahrung verfügen, also beispielsweise an einer entsprechenden Klinik gearbeitet haben.

PRIVAT VERSICHERT?
Für privat Versicherte gibt es verschiedene Regelungen. Informieren Sie sich in Ihrer Police oder fragen Sie direkt bei Ihrer Krankenkasse nach.

Das dritte Richtlinienverfahren in Deutschland, die analytische Psychotherapie oder Psychoanalyse, spielt für die Behandlung insbesondere von essgestörten Patientinnen und Patienten mit chronischen und tiefgreifenden Problemen, die einer Langzeittherapie bedürfen, eine wichtige Rolle. International gibt es Hinweise, dass auch die interpersonelle Psychotherapie bei Essstörungen hilfreich sein kann. Diese Methode – die mit der tiefenpsychologischen Therapie verwandt ist, aber ausschließlich auf zwischenmenschliche (interpersonelle) Konflikte abhebt – ist in Deutschland allerdings noch relativ unüblich.

Das dürfte sich aber zukünftig ändern, denn der Wissenschaftliche Beirat Psychotherapie – ein offizielles Gremium, das sich aus Vertretern der Bundespsychotherapeutenkammer und der Bundesärztekammer zusammensetzt – hat das Verfahren aufgrund der guten internationalen Studienlage inzwischen für die Behandlung von Depressionen und Essstörungen wissenschaftlich anerkannt. Bisher wird diese Therapieform von den Krankenkassen nicht übernommen.

Die systemische Familientherapie (Seite 101) wird insbesondere bei Kindern und

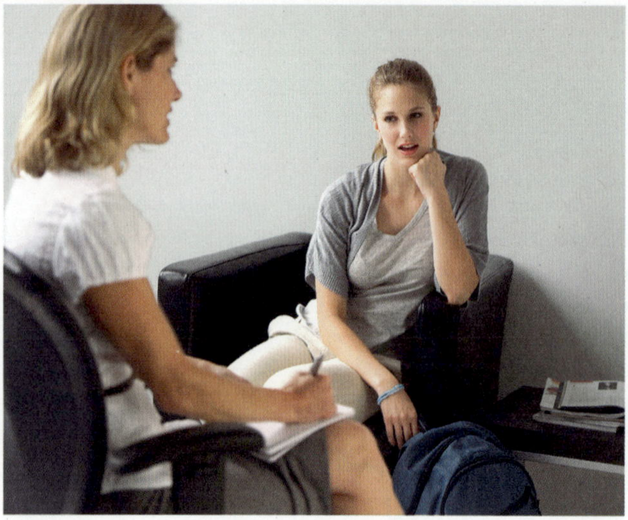

Jugendlichen mit Essstörungen empfohlen, ist in Deutschland wissenschaftlich anerkannt, wird aber von den gesetzlichen Krankenkassen im ambulanten Rahmen noch nicht bezahlt. Allerdings haben Kinder- und Jugendlichenpsychotherapeutinnen und -therapeuten die Möglichkeit, Familiensitzungen in ihre Therapie zu integrieren.

VORURTEILE

Dass Psychiaterinnen und Psychiater nur Medikamente verschreiben, ist ein Vorurteil. Jede/r Kinder- und Jugendpsychiater/in ist auch Psychotherapeut/in. Denn diese Ärztinnen und Ärzte haben neben einem medizinischen Studium auch eine psychotherapeutische Ausbildung absolviert. Deshalb lautet das Facharztgebiet seit 1992 auch offiziell „Kinder- und Jugendpsychiatrie und -psychotherapie".

In den Kliniken, die Essstörungen behandeln, sind Psychotherapie sowie andere therapeutische Spezialangebote (z. B. Körpertherapie, Kunsttherapie, Seite 104) in eine Gesamtbehandlung eingebettet und werden nicht gesondert abgerechnet. Jedoch hat jede Klinik in der Regel einen verhaltenstherapeutischen oder tiefenpsychologischen Schwerpunkt. Doch sowohl stationär als auch ambulant mischen sich in der realen Anwendung verschiedene Richtungen, auch körpertherapeutische oder systemische Ansätze zum Beispiel finden oft ihren Platz.

Sympathie und Eigeninitiative

Über den Erfolg einer Psychotherapie entscheidet vor allem eins: die Bereitschaft der Patientin, des Patienten zur Mitarbeit, meist über eine längere Zeit (Monate bis Jahre). Während es bei körperlicher Gefährdung durchaus angezeigt ist, Druck zu machen, damit sich die Betreffenden in eine medizinische Behandlung begeben, braucht eine Psychotherapie Eigeninitiative und Freiwilligkeit. Sich aus dem Käfig der Essstörung herauszubegeben – der ja auch eine gewisse Sicherheit bietet –, das ist kein Spaziergang. Die Auseinandersetzung mit sich selbst, mit den eigenen Mustern ist sehr anstrengend, doch bietet sie auch die Chance zu wachsen und mehr Spielräume und Lebensfreude zu gewinnen.

Es ist jedoch wichtig zu wissen, dass wiederkehrende Zweifel über das Therapieverfahren oder die Therapeutin/den Therapeuten unausweichlicher Bestandteil jeder Therapie ist. Nicht zuletzt deshalb, da jede erfolgreiche Therapie eine Bedrohung gewohnter und in der Vergangenheit bewährter Verhaltensweisen und -muster bedeutet. Jede Psychotherapie erfordert die Auseinandersetzung mit unangenehmen und schmerzhaften Lebensthemen und Lebensdramen, was wir aus Selbstschutz versuchen zu verhindern.

ERFOLGSFAKTOR SYMPATHIE

Wichtig für den Erfolg ist auch die Beziehung zur Therapeutin, zum Therapeuten: Finden Sie ihn oder sie sympathisch? Fühlen Sie sich verstanden, ernst genommen und aufgehoben?
Wenn Sie sich bei der Wahl nicht sicher sind, probieren Sie mehrere Therapeutinnen oder Therapeuten aus. Die Krankenkassen übernehmen bis zu fünf Probesitzungen pro Praxis.

Viele Therapeuten trauen sich die Behandlung von Essstörungen nicht zu und viele Eltern und Patienten machen die Erfahrung, dass sie abgewiesen werden. Fragen Sie gleich zu Anfang offen danach. Oder erkundigen Sie sich bei einer Beratungsstelle oder bei Ihrer Krankenkasse nach spezialisierten Therapeutinnen und Therapeuten.

Sie können sich direkt an die niedergelassenen Psychotherapeuten wenden, das geht ohne Überweisung. Wenn Sie sich entschieden haben, stellt die Therapeutin, der Therapeut einen Antrag bei der zuständigen Krankenkasse auf die Bewilligung einer bestimmten Anzahl von Therapiestunden. Ist die Therapie bewilligt – das ist meistens kein Problem –, finden die Sitzungen in der Regel einmal die Woche statt. Zu Anfang können zwei Sitzungen pro Woche sinnvoll sein, um das Essverhalten zu stabilisieren. Mehrere Sitzungen in der Woche sind auch dann sinnvoll, wenn die Betroffenen unter weiteren körperlichen oder psychischen Erkrankungen (Seite 131) leiden.

THERAPEUTEN SUCHEN

Im Internet können Sie suchen unter: www.hilfe-essstörungen.de (Bundeszentrale für gesundheitliche Aufklärung) oder www.bundesfachverbandessstoerungen.de oder www.psychotherapiesuche.de (Psychotherapie-Informations-Dienst, kurz PID). Der PID ist ein Service der Deutschen Psychologen Akademie und telefonisch zu erreichen unter 030/209 166 330.

Wartezeiten

In einer Umfrage der Stiftung Warentest (Seite 97) warteten die Teilnehmerinnen und Teilnehmer durchschnittlich etwa einen Monat auf ein Erstgespräch und dann drei Monate bis zur Therapie. Es ist ratsam, Wartezeiten mit Beratung (Seite 19) oder mit einer Selbsthilfegruppe zu überbrücken: Entweder Sie besuchen persönlich als Betroffene/r oder als Eltern zusammen mit Ihrem Kind eine Beratungsstelle, nutzen ein Beratungstelefon oder ein Angebot im Internet. Gerade Jugendliche können sehr gut über eine Online-Beratung erreicht werden. Über die Beratungseinrichtungen für Essstörungen finden Sie auch Selbsthilfegruppen.

Sind Sie motiviert?

Vielleicht sind Sie sich noch nicht sicher, ob Sie sich in eine psychotherapeutische Behandlung begeben wollen. Sie sind möglicherweise einerseits motiviert, Hilfe anzunehmen, gleichzeitig nicht unbedingt bereit, etwas an Ihren (Ess- und Denk-) Gewohnheiten zu verändern. Ambivalente Phasen mit Zweifeln und Widerständen erlebt jeder Mensch, der etwas verändern möchte.

Wie hoch ist Ihr Leidensdruck? Und wie stark sind Sie in Ihrem Alltag eingeschränkt, was Beruf und Beziehungen angeht? Wie sehr sind Ihre Angehörigen in Mitleidenschaft gezogen? Leiden Sie unter anderen belastenden Symptomen wie Ängsten, Unlust, ausgeprägter Traurigkeit, Interessenlosigkeit, Erschöpfung? Das sind die Schlüsselfragen, die Ihnen eine Antwort darauf geben, ob die Zeit reif ist für eine Psychotherapie.

Wenn Sie Bedenken haben, holen Sie sich am besten fachlichen Rat in einer Beratungsstelle, im Internet oder am Telefon (Service, S. 150).

Einzeln oder in der Gruppe?

Beides hat Vor- und Nachteile. In einer Einzeltherapie kann sich die Therapeutin, der Therapeut ganz allein auf Sie konzentrieren. Sie allein bekommen ihre oder seine ganze Aufmerksamkeit und Sie können alle Ihre Anliegen und Probleme in Ruhe besprechen. In einer Gruppentherapie dagegen haben Sie die Möglichkeit, sich mit anderen auszutauschen, erfahren, dass Sie mit Ihren Problemen nicht alleine sind und können sich abgucken, wie andere damit umgehen. Auch Rückmeldungen der anderen Mitglieder zu Ihrer Person können oft sehr hilfreich sein.

Gruppentherapie kann vor allem auch für Anorexie-Patientinnen, die häufig unter sozialen Ängsten leiden und sehr unsicher sind, sinnvoll sein. In der Gruppe haben sie die Möglichkeit für neue Beziehungserfahrungen unter Anleitung eines geschulten Therapeuten. Hilfreich kann deshalb auch eine Kombination aus einer psychotherapeutischen Einzeltherapie und einer Selbsthilfegruppe sein.

Bei der Bulimie und Binge-Eating-Störung weisen Einzel- und Gruppensetting gleich gute Erfolge hinsichtlich der Essstörungssymptomatik auf. Allerdings dauert es in der Gruppe etwas länger, bis sich das bulimische Verhalten (Erbrechen) besserte. Dafür stieg die Selbstsicherheit in der Gruppe etwas mehr.

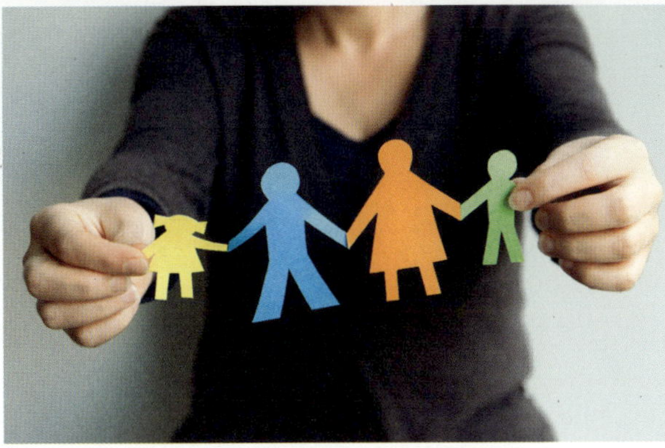

FAMILIENTHERAPIE

Wer in einer Beziehung lebt oder in einer Familie, ist Teil eines Systems, das nach häufig unbewussten Mechanismen funktioniert. Erkrankt jemand innerhalb dieses Systems, betrifft das auch alle anderen. In der Familientherapie – oder auch systemische Therapie genannt – werden Verhaltensmuster aufgedeckt, die die Krankheit aufrechterhalten, Ressourcen der Familie, der Partnerschaft aufgezeigt und gemeinsam neue Verhaltensweisen entwickelt. Das zugrundeliegende Konzept geht davon aus, dass nicht nur die Betroffenen selbst, sondern auch die Angehörigen verstehen müssen, dass die Essstörung immer ein Lösungsversuch darstellt für innerpsychische Konflikte sowie für Schwierigkeiten innerhalb der Familie oder der Partnerschaft (Seite 76).

Die Erfahrung zeigt, dass Veränderungen in der Familiendynamik zu positiven Veränderungen bei den Patientinnen oder Patienten führen und die Heilungschancen verbessern. Bei Jugendlichen mit Magersucht oder Bulimie ist die Familientherapie sogar die einzige Form der Psychotherapie, für die gute Wirksamkeitsbelege vorliegen. Die Familie stellt also eine wichtige Ressource für die Überwindung einer Essstörung dar. Wobei der Begriff Familie sowohl die leiblichen als auch Adoptiv-, Pflege- oder Stiefeltern mit einbezieht, im weiteren Sinne auch die Partnerinnen oder Partner.

Auch Angehörige profitieren von einer Familientherapie. Denn generell geht es bei der Arbeit mit den Eltern, Geschwistern oder auch Partnern weniger darum, nach den Ursachen zu suchen, sondern vielmehr darum, Hilfestellung zu geben: Was kann ich tun? Was sollte ich lassen? Was ist mein Job als Mutter, als Vater, als Partner? Die Angehörigen lernen zu unterscheiden: Was ist die Krankheit? Und was ist meine Tochter, mein Sohn, meine Partnerin, mein Partner? Die sachliche Herangehensweise mildert die Schuldgefühle (Seite 68), die viele Angehörige belasten. Zudem berichten viele Eltern, dass ihre Partnerschaft durch eine Familientherapie gewonnen hat.

Für Betroffene, die nicht mehr in der Herkunftsfamilie leben, kann eine Familientherapie trotzdem hilfreich sein, denn die Familie prägt unser Denken, Fühlen und Handeln. Dabei muss die Familie nicht unbedingt mit in der Therapie sitzen, auch mit der Patientin, dem Patienten allein kann familientherapeutisch oder systemisch gearbeitet werden.

Eine Paartherapie ist vor allem dann ratsam, wenn die Erkrankung erst im Laufe der Beziehung entstanden ist oder wenn die Erkrankung die nicht betroffene Partnerin, den nicht betroffenen Partner sehr stark belastet.

FAMILIENSITZUNGEN AMBULANT
In einer Psychotherapie bei Kindern werden Bezugspersonen, also meistens die Familie, in etwa jeder vierten Sitzung mit einbezogen und dafür zusätzliche Stunden beantragt und bewilligt.

Im Rahmen einer Psychotherapie bei Kindern und Jugendlichen kann die Psychotherapeutin oder der Psychotherapeut in einem Verhältnis von 1:4 zusätzliche Stunden für eine Familiensitzung (auch „Bezugssitzung" genannt) abrechnen: Eltern, Angehörige oder Betreuer können auf diese Weise mit einbezogen werden.

ERGÄNZENDE THERAPIEN

Um die Psychotherapie herum gruppieren sich noch andere Therapiebausteine – allen voran die Ernährungstherapie. Die Vielfalt der Methoden garantiert verschiedene Zugangswege: verbale und nonverbale, kognitive und emotionale, sinnliche und körperorientierte. Vor allem in spezialisierten Kliniken ist eine solche multimodale Behandlung Standard, während das in der ambulanten Therapie oft schwer zu organisieren ist und die Betroffenen überfordern könnte.

Ernährungstherapie

„Queen of Calories" wird sie von den magersüchtigen und bulimischen Mädchen genannt: die Ernährungstherapeutin oder Ökotrophologin. Dabei ist die Bezeichnung irreführend. In der Ernährungstherapie sollen die Patientinnen gerade wegkommen vom Kalorienzählen. Denn sie wissen in der Regel alles über den Kaloriengehalt der Lebensmittel – aber wenig über gesunde Ernährung. Viele Mädchen leiden zum Beispiel unter einer regelrechten Fettphobie – bis hin zu so verqueren Befürchtungen wie: Dringt das Fett des Labellostifts durch die Haut und macht mich dick? Kann man Fett bei McDonald's einatmen? Sie müssen lernen: Gesundes Essen ist eben nicht gleichzusetzen mit möglichst wenig Kalorien und darf und sollte auch Fett enthalten.

Ein gesundes Essverhalten aufzubauen ist ein zentraler Punkt in jeder Therapie – idealerweise wird die Psychotherapeutin, der Psychotherapeut dabei von einer Ernährungstherapeutin, einem Ernährungstherapeuten unterstützt. In Kliniken oder Wohngruppen, die auf Essstörungen spezialisiert sind, ist das meistens der Fall (Seite 120).

Essen nach Plan

Ein Essensplan legt genau fest, wie die Mahlzeiten aussehen und welche Getränke dazugehören. Bei den magersüchtigen Patientinnen und Patienten wird die Kalorienzahl nur langsam gesteigert – etwa in 200-Kilokalorien-Schritten –, um den Stoffwechsel der Patientinnen nicht zu überfordern. Die Patientinnen sollten am Ende 2400 bis 2600 Kilokalorien am Tag zu sich nehmen. Im stationären Rahmen wird eine Gewichtszunahme von 800 bis 1000 Gramm in der Woche angestrebt, in der ambulanten Therapie 300 bis 500 Gramm (Gewichtstreppe S. 116). Einzelne Gewichtsstufen (Interview S. 116) werden in Verträgen mit den Patientinnen vereinbart, erstrebenswert ist ein Zielgewicht von einem BMI über 18 oder der 25. Altersperzentile (Seite 53). Bei den magersüchtigen Mädchen ist ein solch strenger Plan einerseits zwar gar nicht beliebt, doch die Vorgaben geben ihnen ein Stück Sicherheit und reduzieren Schuldgefühle. Ein Anreiz für ambulante Patientinnen, sich an die Essenspläne zu halten: Sie wollen in der Regel zu Hause bleiben und einen Klinikaufenthalt vermeiden.

Und auch die Trinkmengen müssen reguliert werden: Haben manche, um Kalorien zu sparen, fast nichts getrunken, haben andere bis zu acht Liter am Tag in sich hineingeschüttet, um sich vom Essen abzuhalten. Durch Trinkprotokolle werden die Trinkmengen langsam reduziert bzw. aufgebaut.

Bei Bulimikerinnen und Bulimikern sowie Binge-Eating-Patientinnen und -Patienten ist das Ziel, dass sie regelmäßig essen, sich an normale Portionen gewöhnen und Mangelzustände durch ungesunde Ernährung behoben werden. Damit

INFO

Ernährungstherapie auch ambulant bezahlt

Die Krankenkassen übernehmen einen Großteil der Kosten für eine ambulante Ernährungstherapie, wenn Sie Ihrer Kasse eine ärztliche Verordnung vorlegen.
Eine Ernährungsberatung ist im Allgemeinen auf Übergewichtige und ihre Probleme zugeschnitten, doch im Umgang mit bulimischen und anorektischen Mädchen und Frauen müssen die Ernährungstherapeutinnen und -therapeuten umdenken.
Auch bei einer Binge-Eating-Störung geht es nicht nur um eine Gewichtsabnahme, sondern auch um eine Bekämpfung der Essanfälle. Deshalb sollte die Ernährungsexpertin nicht nur Ökotrophologie studiert haben, sondern auch auf Essstörungen spezialisiert sein, möglichst mit einer Zusatzausbildung.
Fragen Sie bei Ihrer Krankenkasse nach dem Profil der dort gelisteten Ökotrophologinnen und Ökotrophologen.

keine Hungerphasen zwischendurch entstehen können, werden sechs Mahlzeiten über den Tag verteilt. Während Magersüchtige möglichst wenig auf dem Teller haben wollen, haben vor allem Binge-Eating-Patienten häufig das Gefühl, es könnte mehr sein. Hier hilft es, Rohkost oder Salat zu verzehren – Nahrungsmittel, die ruhig üppig portioniert werden können. Ansonsten müssen sich Bulimie- und Binge-Eating-Patientinnen und -Patienten, deren Magen häufig überdehnt ist, erst wieder an normale Essensportionen gewöhnen. „Verbotene" Lebensmittel – also Lebensmittel mit vielen Kalorien oder Süßigkeiten – sollten in den Essensplan integriert werden, um die Wahrscheinlichkeit von Essattacken zu reduzieren. Diätprodukte sind im Essensplan nicht vorgesehen.

SPORT
Sport ist Energieverbrauch. Deshalb werden Anorexie-Patientinnen körperliche Aktivitäten zunächst nur sehr zurückhaltend erlaubt, bei Bulimie- und Binge-Eating-Patientinnen dagegen ist jegliche körperliche Betätigung erwünscht, um Spannungen abzubauen und das Gewicht zu stabilisieren.

Körpertherapie

„Die Körpertherapeutin ist eine Hexe", erzählt ein magersüchtiges Mädchen. „Einmal in ihrem Bann, fühle ich mich gehalten und geborgen." Ein anderes Mädchen: „Nach der Körpertherapie fühle ich mich einfach richtig, so wie ich bin." Sich richtig und geborgen fühlen im Körper – das kennen Menschen mit Essstörungen nicht mehr. Der Körper ist ein Feind, der mit seinen Bedürfnissen und Eigenheiten bekämpft werden muss. Menschen mit Essstörungen hassen ihren Körper. Sie wollen ihn kontrollieren und nehmen seine Signale nicht mehr wahr.

Das Ergebnis einer Metaanalyse legt nahe, dass die massiven negativen Emotionen in Bezug auf den eigenen Körper nicht nur bei der Entstehung einer Essstörung eine Rolle spielen, sondern auch dazu beitragen, dass die Essstörung nicht abklingt oder es zu Rückfällen kommt. Und viele Therapeuten machen die Erfahrung, dass die Unzufriedenheit mit dem Körper sich oft hartnäckiger hält als das gestörte Essverhalten. Daher sollten körperorientierte Behandlungskonzepte wenn möglich in die Therapie der Essstörungen mit einbezogen werden.

Einige Studien belegen, dass Übungen zur Verbesserung des Körperbildes nicht nur bei Anorexie- und Bulimie-, sondern auch bei Binge-Eating-Patientinnen und -Patienten wirken. Die Arbeit mit dem Körper kann in eine Psychotherapie integriert sein, ist aber auch in Begleitung und Unterstützung einer Psychotherapie sehr empfehlenswert. Die Kosten müssen die Betroffenen allerdings selber tragen – es sei denn, die Therapeutin, der Therapeut integriert die körpertherapeutische Behandlung in eine verhaltenstherapeutisch ausgerichtete oder tiefenpsychologische

Psychotherapie (Seite 96). Beide Verfahren werden von den gesetzlichen Krankenkassen anerkannt und bezahlt.

Sich wieder spüren lernen

In verschiedenen Übungen im Rahmen einer Körper(psycho)therapie können die Betroffenen lernen, ihren Körper wieder realer einzuschätzen und sich wohler in ihrer Haut zu fühlen. Beispiel Seiltest bei Anorexie-Patientinnen: Mit einem Seil sollen die Mädchen ihren gefühlten Bauchumfang auf den Boden legen – meistens fällt er ziemlich üppig aus. Anschließend legen sie ein Seil um ihren Bauch – und sie erleben die starke Diskrepanz. Oder: Fest eingewickelt in eine Wolldecke spüren sie ihre wirklichen Körpergrenzen. „Ich habe mich danach so schmal gefühlt", berichtet eine magersüchtige Patientin. So schmal eben, wie sie wirklich ist.

Es gibt Hinweise darauf, dass Patientinnen mit Essstörungen, wenn sie ihren Körper im Spiegel betrachten, länger und häufiger auf jene Körperzonen schauen, mit denen sie unzufrieden sind. Dieses Blickmuster kann den Körperhass verfestigen. Demgegenüber scheinen gesunde Mädchen und Frauen sich bei ihrem Spiegelbild eher auf die Bereiche zu konzentrieren, mit denen sie zufrieden sind.

In einer Körperkonfrontation vor dem Spiegel haben die Mädchen zum Beispiel zunächst die Aufgabe, die als negativ erlebten Körperzonen zu beschreiben, um sich anschließend auch ganz bewusst auf die positiv bewerteten Stellen zu konzentrieren. Es ist belegt, dass sich durch eine solche Körperkonfrontation Anspannung und Ekelgefühle beim Anblick des eigenen Körpers reduzieren lassen und sich eine positivere Einstellung zum Körper entwickelt.

Genussvolle Übungen sprechen die Sinne an: riechen, hören, fühlen. Ein Bad nehmen und sich anschließend eincremen zum Beispiel. In der Gruppe kann ein behutsamer Körperkontakt geübt werden, zum Beispiel als „Bildhauerin" die Partnerin so „modellieren", dass ihre Haltung ein bestimmtes Gefühl darstellt. Und in der Gruppe können die Patientinnen lernen, (körperliche) Nähe und Distanz zu regulieren und auszuhalten.

Letztlich ist das Ziel einer Körper(psycho)therapie, dass sich die Patientinnen in ihrem Körper wieder zu Hause fühlen und ihm vertrauen. Dass sie sich von innen spüren lernen, statt sich von außen zu bewerten.

Kreative Therapien

Eine Kunsttherapie (Gestaltungstherapie) bietet ebenfalls einen nonverbalen Zugang zu Gefühlen und innerem Erleben. Die Essstörung darstellen, die Familie, Stimmungen – das können Aufgaben sein. Egal, ob mit Hilfe von Pinsel, Ton oder Musik. „Ich kann das nicht" ist eine häufige Reaktion der essgestörten Mädchen, die oft sehr leistungs- und ergebnisorientiert sind. Einfach mal drauflosmalen fällt ihnen schwer. Wenn sie es schaffen, sich von ihren Ansprüchen zu lösen, kann es für sie eine große Freude bedeuten, kreativ zu gestalten, und sie sind häufig erstaunt, was alles durch ihre Hände entstehen kann. Sie können psychische Spannungen abbauen, die sich vorher im Erbrechen oder durch exzessiven Sport entladen haben.

Tanztherapie spricht die spielerische und kreative Seite essgestörter Mädchen an, die bei ihnen oft zu kurz kommt, die sie vielleicht gar nicht kennen. Beim Tanzen geht es nicht darum, „gut" zu sein, sondern Bewegungen von innen heraus entstehen zu lassen – eine Möglichkeit, sich Gefühlen oder Erinnerungen zu nähern.

AMBULANTE BEHANDLUNG

Eine ambulante Therapie hat den Vorteil, dass die Patientinnen und Patienten in ihrem sozialen Umfeld bleiben, sich nicht von ihren Eltern trennen müssen und das, was sie in der Therapie gelernt haben, gleich im Alltag erproben können. Bulimie- und Binge-Eating-Betroffene werden vorwiegend ambulant behandelt, Magersüchtige dagegen meistens stationär, weil die körperlichen Folgen besonders gravierend sein können. Doch auch bei der Magersucht kann ein ambulanter Behandlungsversuch unternommen werden, und zwar ab einem BMI, der deutlich über 15 liegt.

In anderen Ländern ist eine ambulante Behandlung der Anorexia nervosa durchaus üblich und auch hierzulande wird der Behandlung vor Ort inzwischen mehr Aufmerksamkeit gewidmet: Eine groß angelegte Studie („ANTOP", Seite 83), die vom BMBF gefördert wird, ging der Frage nach, ob ein ambulantes störungsorientiertes Vorgehen (psychodynamische Therapie und Kognitive Verhaltenstherapie) einer weniger strukturierten Behandlung überlegen ist. Es zeigte sich, dass die magersüchtigen jungen Frauen von allen drei ambulanten Behandlungsformen profitierten, die Unterschiede waren für die Wissenschaft nicht auffällig. Die Psychodynamische Therapie wirkte langfristig ein bisschen besser, die Wirkung der Kognitiven Verhaltenstherapie setzte dafür schneller ein.

Die ambulante Behandlung ist primär psychotherapeutisch ausgerichtet. Die Psychotherapeutin, der Psychotherapeut sollte wenn möglich eine Ausbildung im Bereich Essstörungen haben („Therapeuten suchen", S. 99) und verhaltenstherapeutisch oder tiefenpsychologisch arbeiten. Im Idealfall verfügt sie oder er auch über einen körper-, kreativ- oder/und familientherapeutischen Hintergrund. Die Herausforderung bei einer Behandlung außerhalb der Klinik besteht darin, mehrere Beteiligte zu koordinieren: Die Psychothe-

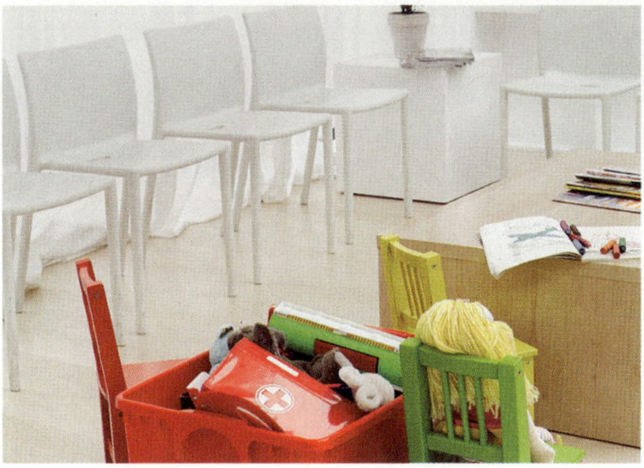

rapeutin oder der Psychotherapeut sollte nämlich eng mit einer Ärztin/einem Arzt (siehe im Folgenden) zusammenarbeiten. Eventuell kann ein/e Ernährungstherapeut/in noch hinzugezogen werden.

GEMEINSAM

Sprechen Sie mit der Ärztin/dem Arzt oder der Psychotherapeutin/dem Psychotherapeuten und regen Sie eine Zusammenarbeit an.

Eine solche Zusammenarbeit ist allerdings bei einer ambulanten Behandlung nicht so leicht umzusetzen, wenn es zum Beispiel keine spezialisierten Psycho- oder Ernährungstherapeuten vor Ort gibt. Die Vernetzung klappt nicht immer und die Betroffenen fühlen sich bei der Suche nach geeigneten Therapeuten und Therapieformen alleingelassen.

In einigen Bundesländern – wie etwa in Bayern („Therapienetz Essstörung" in München), Hessen („Forum für Essstörungen" in Wiesbaden), Sachsen (für DAK-Versicherte in Dresden) und Baden-Württemberg („Netzwerk Essstörungen Ostalbkreis" in Aalen und Schwäbisch Gmünd) – bemühen sich Netzwerke im Rahmen der Integrierten Versorgung um eine Versorgung aus einer Hand für Menschen mit Essstörungen. Über spezielle, regionale Verträge mit gesetzlichen Krankenkassen möchte das Modell der integrierten Versorgung die Trennung zwischen den verschiedenen Fachdisziplinen und Sektoren (Hausarzt, Facharzt, Klinik) überwinden. Die Patientinnen und Patienten profitieren von einem Gesamtbehandlungsplan, bei dem sich die verschiedenen Behandler (Ärzte, Psychotherapeuten, Ernährungstherapeuten, Sozialarbeiter, Kliniken etc.) aufeinander abstimmen, Wartezeiten fallen weg.

NETZWERKE UND CO.

Adressen von integrierter Versorgung, Netzwerken, Qualitätszirkeln und Arbeitskreisen finden Sie auf den Internetseiten des Bundesfachverbandes Essstörungen e. V.: www.bundesfachverbandesssstoerungen.de, unter „Netzwerke & Supervision".

Die Kassenärztliche Bundesvereinigung (KBV) hat ein bundesweites Versorgungskonzept für Essstörungen entwickelt, um eine Kooperation aller Akteure zu gewährleisten. Bisher haben sich jedoch noch keine Krankenkassen gefunden, die sich an der „Vertragswerkstatt Essstörungen" beteiligen.

Die Kosten für bestimmte Verfahren der Psychotherapie und zumindest ein Teil der Kosten für eine Ernährungstherapie werden auch bei einer Behandlung außerhalb der Klinik von den Kassen übernommen. Schwieriger wird es bei den anderen Therapien: im ambulanten Rahmen zahlen die Kassen nicht für eine Körpertherapie oder für kreative Therapien. Doch auch andere Bewegungsformen, die zum Beispiel in einem Verein oder Studio angeboten werden, wie zum Beispiel Yoga oder Tanz, können dazu beitragen, dass die Mädchen und jungen Frauen ihren Körper besser annehmen können.

Eine Selbsthilfegruppe kann eine Psychotherapie wunderbar ergänzen. Auch für Eltern und Angehörige ist es empfehlenswert, Entlastung in einer Angehörigengruppe oder Elternbetreuung zu suchen. Solche Gruppen sind meistens über Beratungseinrichtungen (Seite 19) zu finden.

Im Tandem mit dem Arzt

Die Hausärztin, der Hausarzt oder die Kinderärztin, der Kinderarzt oder auch eine Internistin, ein Internist übernimmt die körperliche Betreuung, die bei allen Essstörungen unabdingbar ist, um körperlichen Schäden vorzubeugen oder diese frühzeitig zu erkennen. Bei der Magersucht geht es auch darum, eine Lebensgefahr abzuwenden („Körperliche Folgen" Seite 32).

Auch Gynäkologin oder Gynäkologe sollte bei jugendlichen Patientinnen eingeweiht werden, wegen der hormonellen Störungen und Fragen der Empfängnisverhütung, die durchaus angezeigt sein kann.

Es sei an dieser Stelle darauf hingewiesen, dass eine ausschließlich medizinische Behandlung bei einer Essstörung nicht ausreicht.

Bei Bulimie- und Anorexie-Patientinnen und -Patienten sollten sich Psychotherapeut/-therapeutin und Hausarzt/-ärztin einigen, wer die Patientin etwa ein- bis zweimal die Woche wiegt. Der Arzt sollte auch entscheiden, ob die Laborwerte überprüft werden müssen, vor allem die Elektrolyte, die Nieren- und Leberwerte sowie Kalzium und Phosphat („Körperliche Folgen" Seite 32). Anhand der Werte kann er einschätzen, wie sehr die Betroffenen körperlich gefährdet sind. Parallell zum Labor ist ein EKG sowie Blutdruck- und Pulskontrolle zu empfehlen, um mögliche Herzrhythmusstörungen, eine langsame Herzfrequenz sowie einen niedrigen Blutdruck zu entdecken.

Bei magersüchtigen Patientinnen kann zudem eine Ultraschalluntersuchung des Herzens (Echokardiografie) in Erwägung gezogen werden, um zu überprüfen, ob das Herz bereits in Mitleidenschaft gezogen ist (Perikarderguss, Herzmuskelatrophie). Bei Übergewicht und einer Binge-Eating-Störung sollte die Ärztin oder der Arzt vor allem die Folgen des möglichen Übergewichts im Auge behalten, wie etwa Bluthochdruck oder Diabetes, und eine Gewichtsabnahme begleiten. Auch Beschwerden durch die Essanfälle, wie Verdauungsstörungen oder Magenprobleme, können die Patientinnen und Patienten mit ihrem Arzt besprechen.

STATIONÄRE BEHANDLUNG

Eine Behandlung in einer psychosomatischen, psychiatrischen oder kinder- und jugendpsychiatrischen Klinik wird oft als letzte Möglichkeit angesehen, reserviert für besonders schwere Fälle. Nicht zuletzt deshalb, weil viele Menschen bei dem Gedanken an Psychiatrie oder Psychosomatik negative Assoziationen haben. Doch eine psychiatrische und psychosomatische Station bietet einen Schutzraum jenseits des Alltags, in dem die betroffenen Kinder oder Erwachsenen sich mit viel Unterstützung ihre Krankheit, aber auch ihre Potenziale anschauen und neue Verhaltens- und Denkweisen ausprobieren können.

Vorteile

Die Distanz zur Familie und zum Alltag kann für alle eine Entlastung bedeuten und helfen, aus einer verfahrenen Situation herauszukommen. „Für mich war es die Rettung, als meine magersüchtige Tochter in eine Klinik für Essstörungen kam", berichtet eine Mutter. „Ich hatte das Gefühl, meine Tochter ist in guten Händen, und ich konnte endlich mal wieder halbwegs normal leben."

Den Patientinnen und Patienten fällt es im stationären Rahmen oft leichter, klare Essensvorgaben und eine feste Essensstruktur zu akzeptieren, und sie trauen sich eher, pathologische Gewohnheiten loszulassen. Ein breites Therapieangebot – wie Körper-, Kunst-, Musik-, Tanz-, Entspannungs- oder Ergotherapie – schafft nonverbale Zugangswege, wie sie im ambulanten Bereich in dieser Vielfalt kaum möglich sind. Eine stationäre Therapie spielt wegen der körperlichen Gefährdung besonders für die Anorexie eine Rolle. Gerade magersüchtige Mädchen würden zu Hause immer weiter versuchen, ihren (Schul-)Alltag zu bewältigen, auch wenn sie emotional und kognitiv durch das Hungern schon sehr beeinträchtigt sind. In der Klinik dürfen sie sich ihren Verpflichtungen entziehen, dürfen „faul" sein und sich mal fallen lassen.

MINDESTGEWICHT

Manche Kliniken nehmen Anorexie-Patientinnen erst ab einem BMI von über 15 kg/m^2 an. Das ist kein böser Wille, sondern diese Kliniken haben keine Möglichkeit einer engmaschigen körperlichen Kontrolle, sodass die Risiken für die Patientinnen zu groß wären. Fragen Sie bei einer Beratungsstelle für Essstörungen nach, welche Kliniken auch schwer untergewichtige Patientinnen behandeln. Nicht selten „landet" eine Patientin mit einem BMI von 9 oder 10 auf einer internistischen Station, wo sie wieder aufgepäppelt wird, um anschließend in einer psychosomatischen Station oder Klinik weiterbehandelt zu werden.

Im Kontakt mit den anderen Patientinnen haben sie die Möglichkeit für intensive Gruppenerfahrungen, können versuchen,

INFO **Kriterien: Stationäre Behandlung**

Für die Entscheidung, ob die Therapie ambulant, also von zu Hause aus, oder stationär, also in der Klinik, erfolgen soll, gibt es einige Entscheidungshilfen.

- Ambulante Behandlungsmöglichkeiten fehlen am Wohnort oder Wartezeiten sind zu lang.
- Ambulante Behandlung war nicht erfolgreich.
- Die soziale oder familiäre Situation behindert die Gesundung (z. B. soziale Isolation, erhebliche Konflikte).
- Es bestehen weitere körperliche oder psychische Erkrankungen – wie z. B. ausgeprägtes selbstverletzendes Verhalten, eine schwere Depression, Angst- oder Zwangsstörungen, Typ 1 Diabetes –, die eine engmaschige ärztliche Kontrolle nötig machen.
- Die körperliche Gesundheit ist stark gefährdet (Folgeschäden, Komplikationen wie z. B. Herzbeutelerguss, schwere Herz-Kreislauf-Probleme)
- Es fehlt die Krankheitseinsicht.
- Die, der Betroffene droht mit Selbstmord oder hat schon einen Selbstmordversuch hinter sich.

Bei Magersucht:

- rapider oder anhaltender Gewichtsverlust (über 20 Prozent in sechs Monaten)
- Achtung: Wer in drei Monaten 20 Kilogramm abnimmt, ist krank, auch bei Normalgewicht!
- gravierendes Untergewicht (BMI unter 15 kg/m² oder bei Kindern und Jugendlichen unterhalb der dritten Altersperzentile, Seite 53)
- schwere bulimische Symptomatik (z. B. Missbrauch von Abführmitteln, schwere Essanfälle mit Erbrechen)
- exzessiver Bewegungsdrang, der ambulant nicht beherrscht werden kann.

Bei Bulimie:

- sehr chaotisches Essverhalten
- sehr häufige Heißhungerattacken und häufiges Erbrechen – mehrfach in der Woche oder sogar mehrfach am Tag
- Borderline-Persönlichkeitsstörung (Seite 136)
- Drogenmissbrauch.

ihre Schüchternheit zu überwinden, und üben, sich durchzusetzen. Viele machen die Erfahrung, dass die Patientinnen sich gegenseitig motivieren und trösten. Nicht selten entstehen Freundschaften, die auch noch später im Alltag halten. „Ich dachte immer, mich versteht keiner", berichtet ein Mädchen. „Doch in der Klinik habe ich gesehen, dass ich mit meinen Problemen nicht alleine bin." In Studien gaben die befragten Patientinnen an, dass sie vor allem die Einzeltherapie, körpertherapeutische Angebote, den Austausch mit den anderen Patientinnen und strukturierte Vorgaben zum Essen als hilfreich erlebt haben.

Der Behandlungsdauer ist nicht festgelegt und fällt je nach Patientin und Vorgehensweise der Klinik ganz unterschiedlich aus, die Spannbreite reicht von vier Wochen bis etwa sieben Monaten. Wenn die Patientinnen mit einem sehr niedrigen Gewicht aufgenommen werden, sind mehrere Monate realistisch.

Die Mädchen gehen während eines längeren Klinikaufenthalts in die klinikeigene Schule, sobald es ihnen besser geht. Später dürfen sie eventuell auch von der Klinik aus ihre Heimatschule besuchen.

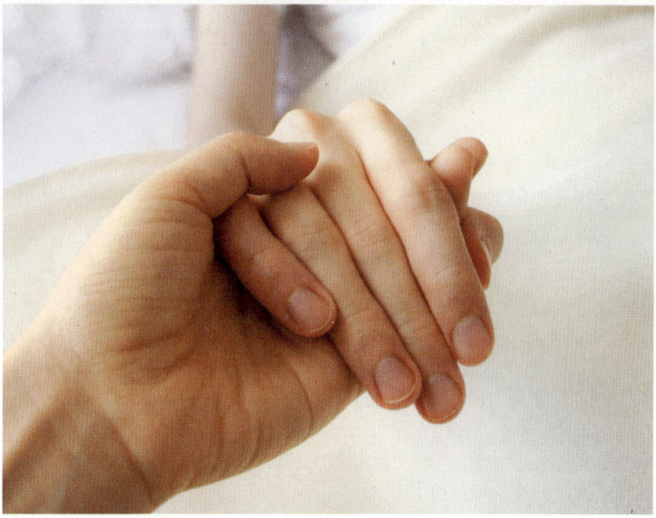

Patientinnen und Patienten sollten sich für einen Klinikaufenthalt bewusst eine Auszeit nehmen, um Abstand vom Alltag zu gewinnen und sich auf die Therapie- und Gruppenprozesse einlassen zu können. Wenn die Jugendlichen kurz vor dem Abitur stehen, ist zu überlegen, ob das Schuljahr wiederholt werden kann.

Die stationäre Behandlung sollte an Einrichtungen erfolgen, die ein spezialisiertes, multimodales Behandlungsprogramm anbieten können. Es handelt sich meistens um eine Kombination aus Psychotherapie, Ernährungstherapie und weiteren körperorientierten oder kreativen Angeboten – einzeln und in der Gruppe –, sowie Familientherapie, ergänzt um eine medizinische Betreuung. Deshalb auch der Begriff „psychosomatisch": Die Behandlung soll einerseits körperlich stabilisieren (Soma = griech. Körper) und beinhaltet eine ernährungsmedizinische und internistische bzw. pädiatrische Therapie, andererseits geht es um die Bearbeitung psychischer Probleme.

An den Symptomen arbeiten

Zentrales Element der Behandlung ist die Arbeit am Essverhalten – eine Aufgabe, die sich Psycho- und Ernährungstherapie teilen. In den meisten Kliniken wird dabei eine Verhaltenstherapie mit psychodynamischen Elementen kombiniert („Psychotherapie" ab Seite 95). Die Betroffenen müssen eine bestimmte Mahlzeitenstruktur einhalten, eine vorportionierte Essensmenge aufessen, werden angehalten, auf bestimmte Rituale beim Essen (wie z. B. das Essen auf dem Teller hin- und herschieben, S. 14) zu verzichten und bestimmte Regeln einzuhalten (z. B. beim Essen nicht über das Essen reden, langsam essen, den Löffel vollmachen etc.).

Bei der Anorexia nervosa geht es zunächst vor allem darum, zuzunehmen, bei der Bulimia nervosa darum, regelmäßig zu essen, um Heißhungerattacken vorzubeugen. Sowohl die magersüchtigen als auch bulimischen Patientinnen müssen wieder ein Gefühl dafür bekommen, wie „normale" Essensportionen aussehen. Im stationären Kontext sitzt das Pflegepersonal zusammen mit den Patientinnen und Patienten am Tisch, um immer wieder auf ein „normales" Essverhalten hinweisen und es vorleben zu können.

In Studien hat sich gezeigt, dass bei der Magersucht klare Therapievereinbarungen (Verträge) und eine intensive Arbeit an der Symptomatik erforderlich sind, damit die Patientinnen ausreichend zunehmen (Anorexia nervosa S. 29). Unter Umständen wird schon vor der Aufnahme in die Klinik per Behandlungsvertrag vereinbart, wie viel die Patientin, der Patient pro Woche zulegen und welches Gewicht sie oder er bis zur Entlassung erreichen sollte. Expertinnen und Experten empfehlen im stationären Rahmen eine wöchentliche Gewichtssteigerung von 800 bis 1 000 Gramm (ambulant liegen die Ziele etwas niedriger). Positive Verstärker sollen die Patientinnen und Patienten dazu anspornen, mit dem Gewicht langsam nach oben zu klettern („Gewichtstreppe", s. Interview). Die Patientinnen werden regelmäßig gewogen und die Gewichtskurve mit ihnen zusammen diskutiert. Anfangs kann es regelmäßige Ruhezeiten geben, damit die magersüchtigen Mädchen nicht zu viele Kalorien verbrauchen. Die Mädchen werden dabei allerdings nicht mehr – wie noch vor 10 oder 15 Jahren – für Stunden „ins Bett gesteckt", denn lange

CHECKLISTE: So erkennen Sie eine gute Klinik

- Kennt sich die Abteilung mit Essstörungen aus?
- Gibt es ein spezielles Behandlungsangebot für Essstörungen? Es sollte eine eigene Abteilung oder eigene Gruppe für Menschen mit Essstörungen geben.
- Bei Kindern und Jugendlichen: Wird die Familie in die Therapie mit einbezogen? (systemischer Ansatz)
- Wird Psychotherapie angeboten, und zwar einzeln und in der Gruppe, beides mehrmals die Woche?
- Gibt es eine Ernährungstherapie, die speziell auf Essstörungen abgestellt ist?
- Werden weitere Therapien angeboten, wie Körpertherapie, Kunst-, Musik-, Ergotherapie oder Gestalttherapie?
- Wird sozialtherapeutische Unterstützung gegeben (praktische Übungen für den Alltag)?
- Gibt es auf die körperliche Situation abgestimmte Bewegungsangebote?
- Findet eine regelmäßige Überwachung des körperlichen Zustands statt?

Weitere Fragen, die Sie stellen können:

- Wird mit Medikamenten behandelt? Wenn ja, warum, wie lange und mit welchen?
- Wenn die Entlassung in Sicht ist: Wie wird darauf vorbereitet und wie sieht die Weiterbehandlung aus?

Für Eltern:

- Wer genau ist Ihr Ansprechpartner?
- Wie oft können Sie die Behandler konsultieren?
- Erhalten Sie Empfehlungen und Unterstützung, wenn Ihre Tochter, Ihr Sohn nach Hause zu Besuch kommt?

Bettruhe fördert die Entwicklung des Knochenabbaus. Wenn die Mädchen unter quälender Unruhe leiden, versuchen die Behandler, ihnen mit einem auf die Energiesituation abgestimmten Bewegungsprogramm entgegenzukommen.

Die Mädchen sollen ein möglichst hohes Gewicht erreichen – empfohlen wird ein BMI über 18 oder bei Kindern und Jugendlichen mindestens die 10. Altersperzentile, wünschenswert ist die 25. Altersperzentile. Wenn die Patientinnen ihr Zielgewicht erreichen, setzt erfahrungsgemäß die Menstruation wieder ein, allerdings nicht selten mit zeitlicher Verzögerung.

Essen üben

Erbsen oder Reiskörner durchschneiden, in den Joghurt nur die Teelöffelspitze eintauchen oder aber (bei Bulimikerinnen) sehr schnell essen und das Essen herunterschlingen – im **„Modellessen"** können die Patientinnen ihr krankhaftes Essverhalten selber beobachten und ein gesundes erlernen. Zusammen mit einer Betreuerin, einem Betreuer sitzt die Patientin allein im Raum und übt: langsam essen und jeden Bissen genießen. Oder: Wie wird der Löffel oder die Gabel richtig gefüllt?

Bulimie-Patientinnen müssen versuchen, ihre Gier zu kontrollieren. Eine gute Übung: Vor einer Tafel Schokolade sitzen und sie nicht essen dürfen. Wie geht es mir damit? Welche körperlichen Reaktionen stellen sich ein? Welche Gedanken schießen mir durch den Kopf? Was empfinde ich gerade? Darüber kann die Patientin währenddessen mit einer Betreuerin, einem Betreuer ausführlich sprechen.

SONDENERNÄHRUNG

Wenn die Patientinnen ein Minimum von etwa 600 Kilokalorien nicht schaffen und sich beim Essen sehr quälen, kann eine Nasensonde die Lösung sein. In der Regel lassen sich die Patientinnen freiwillig darauf ein (s. Interview S. 116). Für viele Patientinnen und Patienten bedeutet die Sonde sogar eine Entlastung, weil sie die Verantwortung für die Kalorienzufuhr abgeben können. Es wird im Mahlzeitenrhythmus sondiert und auch hier mit geringen Mengen begonnen und langsam gesteigert. Die Vorteile der Sonde: Nach ein paar Tagen merken die Patientinnen, dass es ihnen besser geht. Sie wollen die Sonde loswerden, weil sie wieder normal essen und kauen möchten, und sind von daher eher in der Lage, wieder etwas zu essen.

Auch eine **Kochgruppe** für ein Abendessen bedeutet eine Herausforderung für die Patientinnen: Zweimal am Tag warm zu essen verbinden sie fälschlicherweise mit einer höheren Kalorienzufuhr. Magersüchtige müssen sich daran gewöhnen, dass in manche Rezepte eben auch Sahne oder Crème Fraîche gehört, Bulimikerinnen müssen sich das ständige Naschen zwischendurch verkneifen. Sie können die Mahlzeit häufig gar nicht abwarten. Magersüchtigen dagegen fällt es schwer, abzuschmecken, da es eine zusätzliche, unkontrollierte Kalorienzufuhr bedeutet. Eine weitere Übung ist der Besuch eines Restaurants – den die Patientinnen übrigens selber zahlen müssen. Vielen essgestörten Menschen ist es das Essen nämlich nicht wert, dafür auch noch Geld zu bezahlen. Vielen fällt es schwer, in der Öffentlichkeit zu essen. Was denken die anderen über mich? Speisen auszuwählen, deren Zusammensetzung, Kalorien- und Fettgehalt sie nicht genau kennen, ist für die Patientinnen ebenfalls eine schwere Übung. Wenn Jugendliche sich treffen, essen sie oft im Gehen, beim Bummeln oder in der U-Bahn zwischendurch – sei es den Döner, die Pommes oder das Eis. Auch das müssen die Anorektikerinnen und Bulimikerinnen üben – sind sie doch immer so auf das Essen konzentriert.

Die Familie einbinden

In guten Kliniken wird zumindest bei Kindern und Jugendlichen die Familie intensiv einbezogen (Seite 101). Zu Anfang

INFO **Zwangsbehandlung**

Wenn die Betroffenen zunächst für eine Behandlung nicht motiviert sind, heißt das noch lange nicht, dass eine Zwangsbehandlung droht. In der Regel können in intensiven Vorgesprächen die Betroffenen davon überzeugt werden, dass sie krank sind und eine Behandlung notwendig ist. Eine Zwangseinweisung oder Zwangsernährung kommt nur sehr selten vor.

Bei Kindern und Jugendlichen müssen die Eltern für freiheitsentziehende Maßnahmen beim **Familiengericht** des Wohnorts nach §1631 b BGB einen Antrag stellen. Der Familienrichter verschafft sich daraufhin einen persönlichen Eindruck von dem Fall.

Auch bei volljährigen Betroffenen können Zwangsmaßnahmen diskutiert werden, wenn die jeweilige Person massiv uneinsichtig ist und Lebensgefahr besteht. Vorher sollten jedoch alle anderen Möglichkeiten – zum Beispiel der Kontakt zu einer anderen Einrichtung – versucht worden sein. Häufig kommt dann doch irgendwann der Lebenswille durch und die oder der Betroffene gibt seinen Widerstand auf. Als ersten Schritt einer Fremdkontrolle – das heißt vor einer Zwangsbehandlung – ist bei Erwachsenen eine **juristische Betreuung** zu erwägen. Idealerweise sollte die Betreuerin, der Betreuer sich mit Essstörungen auskennen und möglichst kein Angehöriger sein. Meistens können sich die Betroffenen auf eine solche Betreuung einlassen und begeben sich schließlich doch in eine Behandlung. Das zuständige Vormundschaftsgericht am Amtsgericht oder das Gesundheitsamt erteilt Auskunft.

sind die Betroffenen oft gar nicht in der Lage, sich mit den Eltern und gegebenenfalls Geschwistern zusammen der Problematik zu stellen, sodass zunächst getrennte Gespräche mit der Familie stattfinden. Es gibt keine eindeutigen Hinweise, dass getrennt geführte Gespräche weniger hilfreich sind als gemeinsame. Manchmal ist es jedoch wichtig, dass die ganze Familie zusammen mit dem betroffenen Kind in der Psychotherapie sitzt. Neben der Beratung der einzelnen Familie werden die Eltern in der Gruppe geschult (Gruppen-Psychoedukation): In Übungen und Vorträgen erfahren sie mehr über die Krankheit und die Therapie, und vor allem die schwierige Zeit nach der Entlassung wird besprochen und geplant.

In manchen Kliniken wird ein „Familienessen" geprobt. Viele Familien haben seit Monaten oder Jahren nicht mehr zusammen gegessen, weil die Konflikte am Tisch nicht mehr auszuhalten waren. Eine Therapeutin, ein Therapeut bereitet die Familie auf das gemeinsame Essen vor, sitzt am Tisch dabei und bespricht im Nachhinein mit allen Familienmitgliedern, was sie oder er beobachtet hat. Da die Angehörigen ein- oder mehrmals in der Woche in die Klinik kommen sollten, ist es von Vorteil, wenn die Einrichtung in der Nähe des Heimatortes liegt.

Falls keine spezialisierte Klinik oder Abteilung wohnortnah auszumachen ist, sollten Sie allerdings lieber einen längeren Anfahrtsweg in Kauf nehmen, als sich in „irgendeine" Behandlung zu begeben.

Die Entlassung vorbereiten

Eine Entlassung steht dann an, wenn das Zielgewicht (Seite 103) erreicht und ein stabiles Essverhalten möglichst selbstverständlich geworden ist. Weil der Rahmen einer Klinik den Wunsch nach Halt und Struktur befriedigt, kann es jedoch für viele Betroffene schwer werden, sich wieder aus dem Kontext zu lösen. Viele Patientinnen fallen anschließend in ein Loch (Interview folgende Seite) und sind gefährdet, einen Rückfall zu erleiden. Deshalb sollte die Entlassung gut vorbereitet und eine Nachbetreuung gesichert sein.

Schon während des Klinikaufenthalts sollten sich Angehörige und Behandler um eine ambulante Psychotherapie (s. dort) bemühen, die möglichst gleich im Anschluss an den Klinikaufenthalt beginnen sollte. Der Transfer in den Alltag muss genau geplant und abgesprochen werden. Wer zum Beispiel übernimmt die Gewichtskontrolle? Der Psychotherapeut oder eine Ärztin? Bei welchem Gewicht darf das Kind nicht mehr in die Schule bzw. ist eine weitere Klinikaufnahme nötig? Welche Schwierigkeiten können auftreten, und wie kann ich, können wir damit umgehen? Tipps für die Eltern und ein klares Gerüst für den Alltag samt Essensplan können den Übergang erleichtern. Empfehlenswert ist die schriftliche Vereinbarung über ein Grenzgewicht, das die oder der Betroffene nicht unterschreiten darf.

Schon in der Klinik übernehmen die Patientinnen und Patienten mehr Verantwor-

INTERVIEW **„Fürsorge statt Strafen"**

Ein Interview mit Prof. Beate Herpertz-Dahlmann, Direktorin der Klinik für Psychiatrie, Psychosomatik und Psychotherapie des Kindes- und Jugendalters am Universitätsklinikum Aachen. Dort gibt es eine Station sowie eine Tagesklinik, die sich auf Essstörungen spezialisiert haben. Frau Prof. Herpertz-Dahlmann gehört zu den international anerkannten Forscherinnen auf dem Gebiet der Essstörungen. Zusammen mit anderen Expertinnen und Experten hat sie die aktuellen Leitlinien zur Behandlung von Essstörungen herausgegeben.

Gerade magersüchtige Mädchen stehen einer Behandlung hochambivalent gegenüber. Wie motivieren Sie die Patientinnen, sich in eine Therapie zu begeben und bei der Stange zu bleiben?
Wir sagen den Patientinnen ganz klar „Du bist krank". Wir konfrontieren sie mit ihren körperlichen Veränderungen und ihren Laborwerten und machen sie auf ihre offensichtlichen Symptome aufmerksam – sie frieren ja zum Beispiel ständig, sind müde, können sich nicht mehr konzentrieren, sind immer traurig und weinen viel. Wir weisen sie aber auch auf langfristige Folgen hin: Du wächst nicht mehr und deine Knochen werden spröde. Das leuchtet ihnen dann doch meistens ein und sie merken, dass sie wieder gesund werden wollen.

Wie funktioniert die sogenannte „Gewichtstreppe"?
Mit den Mädchen gleich zu Beginn der Behandlung das Zielgewicht zu besprechen, ist nicht immer sinnvoll, da ihnen das als unüberwindliche Hürde erscheinen kann. Vielmehr legen Therapeut/Therapeutin und Patientin erste Gewichtsstufen auf einer Gewichtstreppe fest. Wenn die Mädchen eine Stufe erreicht haben, werden sie belohnt. Wir nennen das „positive Verstärker". Ab einem bestimmten Gewicht dürfen sie zum Beispiel wieder am Sportunterricht teilnehmen, mit anderen Mädchen ausgehen, am Wochenende nach Hause fahren oder die geplante Urlaubsreise antreten.

Wie streng handhaben Sie solche Abmachungen und Verträge?
Wenn ein Mädchen 100 Gramm unter dem vereinbarten Gewicht geblieben ist, sagen wir schon in der Regel: Ja, du darfst fahren. Schließlich ist die Gewichtszunahme bei den Mädchen mit starken Ängsten verbunden und kann Depressionen auslösen. Die Betreuerinnen und Betreuer hier in der Klinik sind keine Aufseher, sie schimpfen nicht und machen keine Vorwürfe. Es gibt auch keine Strafen. Trotz klarer Regeln und straffer Wochenpläne ist klar: Die Mädchen brauchen Fürsorge und menschliche Wärme, und die bekommen sie auch. Sei es in Form von Gesprächen, einer Wärmflasche, einer Massage oder einem schönen Bad. Sie sollen Momente der Geborgenheit erleben dürfen – Momente, in denen sie sich auch wohler in ihrem Körper fühlen.

Wie häufig muss Sondenkost eingesetzt werden?
Wir müssen immer mal wieder ein Mädchen mit Sondenkost aufpäppeln, aber das wird immer seltener. Dabei arbeiten wir praktisch nie mit Zwang. Wenn ein Mädchen sich extrem quält und nur kleinste Mengen herunterbekommt, dann machen wir ihr klar, dass es ohne Sonde viele Monate dauern

würde, bis sie wieder aus der Klinik entlassen würde – und das zieht. Sie entscheiden sich in der Regel freiwillig für die Sonde.

Einmal abgesehen vom Essverhalten: Was müssen die essgestörten Patientinnen hauptsächlich lernen?
Sie sind häufig sehr unsicher und zurückhaltend und müssen lernen, sich zu behaupten. So dürfen sie zum Beispiel in der Theatergruppe mal mit der Faust auf den Tisch hauen. Sie denken ja von sich selbst, dass sie nichts wert sind, und trauen sich überhaupt nichts zu. Da hilft ein soziales Kompetenztraining: Sie werden zum Beispiel aufgefordert, selbstständig ein Konto zu eröffnen, alleine eine Zugfahrt zu organisieren oder etwas umtauschen zu gehen. So können wir ihnen sehr früh kleine Erfolgserlebnisse vermitteln.

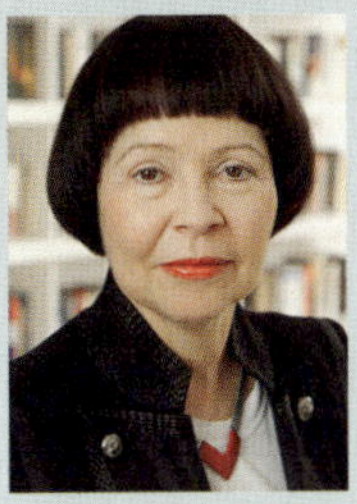

Prof. Dr. Beate Herpertz-Dahlmann

tung, die Therapiedichte wird reduziert, die Patientinnen und Patienten dürfen schon mal ein Wochenende zu Hause verbringen. In dieser Phase lernen sie, ihre Mahlzeiten eigenständig zu portionieren, und dürfen wählen, was sie essen wollen. Auch Restaurantbesuche und Einkaufen im Supermarkt kann auf die Zeit „danach" vorbereiten.

Wichtig ist es, dass die Mädchen eine Phase am Ende des Klinikaufenthalts erleben, in der das Gewicht nicht weiter kontinuierlich ansteigt, sondern gehalten werden kann. Ein Aufenthalt in einer Tagesklinik oder in einer Wohngruppe können den Übergang in den Alltag zu Hause erleichtern.

Nachbetreuung

Es ist anzunehmen, dass die Klinik über ein Netzwerk niedergelassener, spezialisierter Psychotherapeutinnen und -therapeuten verfügt. Fragen Sie nach, ob ein Behandlungsplatz vermittelt werden kann. In Ausnahmefällen ist es sogar möglich, dass die Psychotherapeutin oder -therapeut der Klinik auch ambulant die Patientin weiterbehandeln kann (z. B. bei Privatpatienten oder wenn Abrechnung über die Ambulanz möglich). Das hätte den großen Vorteil einer gewissen Kontinuität. Viele Kliniken haben diese Option allerdings nicht. Es gibt auch Kliniken, die nach der Entlassung noch persönliche Kontakte mit der Patientin anbieten, etwa nach einem Monat und noch einmal nach drei Monaten, um zu erfragen, inwieweit die Patientin im Alltag zurechtkommt und wie die ambulante Betreuung funktioniert.

Manche Kliniken haben poststationäre Gruppen etabliert – eine Möglichkeit für die Patientinnen der Klinik, sich nach der Entlassung unter therapeutischer Anleitung auszutauschen.

TEILSTATIONÄRE BEHANDLUNG

Tagesklinik

Die Behandlung in einer Tagesklinik bedeutet einen Mittelweg zwischen ambulanter und stationärer Behandlung. Ein tagesklinisches Programm ist einerseits intensiver als eine ambulante Therapie (S. 106) und bietet wochentags einen festen Rahmen und damit auch Halt. Andererseits ist im Vergleich zur stationären Therapie mehr Selbstständigkeit und Eigenverantwortung gefordert. Die Patientinnen müssen die Abende und Wochenenden selber strukturieren und versuchen, im häuslichen Umfeld klarzukommen.

Die Vorteile liegen auf der Hand: Die Patientinnen und Patienten werden nicht herausgerissen aus ihrem Alltag, sondern können den Kontakt zu Eltern, Partnern, Freunden halten und weiterhin ihren Hobbys oder Interessen nachgehen. „Für mich wäre es ein Horror gewesen, wenn die Behandlung komplett stationär abgelaufen wäre, weil ich meine Eltern schrecklich vermisst hätte", erzählt ein ehemals magersüchtiges Mädchen, das zum Zeitpunkt der Klinikaufnahme 14 Jahre alt war. Die Angehörigen sind von Anfang an in die Therapie einbezogen, der Alltag kann sofort erprobt werden.

Gleichzeitig bietet die Tagesklinik eine feste Mahlzeitenstruktur, kontinuierliche Essensplanung und Essensbegleitung sowie ein multimodales Behandlungsprogramm wie auch bei einer stationären Therapie: also Einzel- und Gruppentherapie), Ernährungs- , Körper- , kreative Therapien sowie Arbeit mit den Eltern.

Nach einer stationären Therapie kann der Aufenthalt in einer Tagesklinik den Übergang ins Leben „draußen" erleichtern und dabei helfen, das Gelernte in den Alltag zu übertragen. Die Behandlung in

INFO **Wann eine tagesklinische Behandlung?**

- Im Anschluss an eine stationäre Behandlung, um den Übergang in die häusliche Situation zu erleichtern.
- Bei gut motivierten Patientinnen, die keine weiteren körperlichen oder psychischen Erkrankungen aufweisen, nur mäßiges Untergewicht haben, eine ambulante Therapie aber nicht ausreicht.
- Bei Kindern und Jugendlichen, bei denen die Familie engmaschig in den Behandlungsprozess eingebunden werden kann.
- Bei Patientinnen mit einer chronischen Essstörung, die wiederholte Aufenthalte in der Klinik hinter sich haben, um sie sozial mehr einzubinden und eine bessere Tagesstrukturierung zu erreichen.

(Quelle: S3-Leitlinie Diagnostik und Behandlung von Esstörungen)

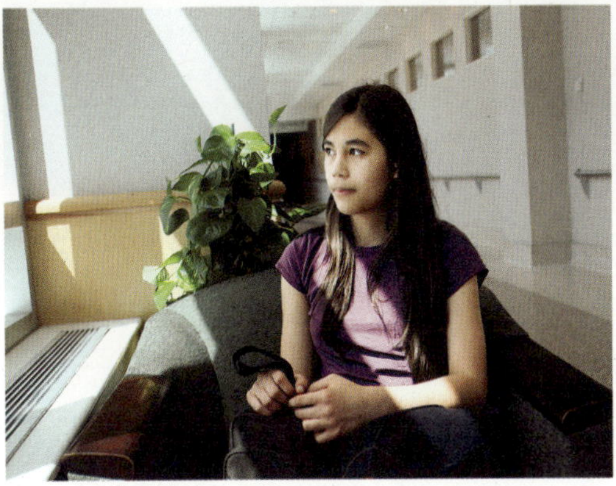

einer Tagesklinik könnte gerade für Anorexie-Patientinnen interessant sein, da die Magersucht im Unterschied zur Bulimie und Binge-Eating-Störung vorwiegend stationär behandelt wird, die Rückfallraten aber auffallend hoch sind.

Weil es in Deutschland bidhrt kaum Erfahrungen und Studien mit tagesklinischen Programmen gibt, haben sich sechs Kliniken zusammengeschlossen, um die Wirksamkeit einer tagesklinischen Behandlung bei der jugendlichen Anorexie zu untersuchen. Die Forscherinnen und Forscher erhoffen sich, dass insbesondere die Rückfallrate bei der Magersucht zurückgeht.

Die Studie wurde vom Bundesministerium für Bildung und Forschung finanziert und verlief in mehreren Phasen. Die 180 magersüchtigen Mädchen zwischen 12 und 18 Jahren verbrachten die ersten drei Wochen vollstationär, damit sich die körperliche Situation stabilisiert. Anschließend wurden die Patientinnen entweder einer stationären oder teilstationären Behandlungsgruppe zugeordnet. Beide Gruppen erhielten weitere zwölf Wochen Therapie mit den gleichen bewährten Behandlungsbausteinen. Der Erfolg wurde anhand der Gewichtszunahme sowie mithilfe von Interviews und vieler Fragebögen überprüft. Eine weitere Befragung erfolgte noch einmal nach Ablauf eines Jahres – in dieser Zeit wurden die Patientinnen ambulant weiterbehandelt. Es stellte sich heraus, dass die Tagesklinik so gut wirkt wie eine stationäre Behandlung und die tagesklinischen Patientinnen mit ihrem Alltagsleben besser zurechtkamen. Sie hatten auf weniger Rückfälle, das Ergebnis war jedoch nicht statistisch signifikant.

ADRESSEN TAGESKLINIKEN

Leider gibt es bisher nur wenige tagesklinische Behandlungsmöglichkeiten in Deutschland. Kontaktdaten zu den an der Studie beteiligten Kliniken finden Sie auf den Seiten des Forschungsnetzwerkes EDNET www.ednet-essstoerungen.de.

Wohngruppe

Gemeinsame Mahlzeiten, gemeinsames Kochen, Sitzungen mit der Psychotherapeutin und der Ernährungsfachkraft, Familientherapie, Einzelgespräche mit der Bezugsbetreuerin, Essrunden, Gruppentherapie und WG-Sitzungen, Yoga-, Theater-, Tanzkurs oder Entspannungsgruppe – die Mädchen und Frauen, die in einer Wohngruppe leben, haben viele Termine. Und im Behandlungsteam einer Wohngruppe sind viele Berufsgruppen vertreten: Psychotherapeutinnen, Sozialarbeiter bzw. Sozialpädagoginnen, Ernährungsberater und -beraterinnen, Pflegekräfte, Erzieher und Ärztinnen oder Ärzte. Sie arbeiten entweder fest angestellt in der Wohngruppe oder als externe Behandlerinnen und Behandler.

LOSLASSEN

Für die Eltern ist es oft schwer, loszulassen, schließlich wohnen die Mädchen manchmal bis zu zwei Jahre, bis zum Schulabschluss in einer WG und kommen danach je nach Alter häufig auch nicht mehr zurück ins Elternhaus. Doch die räumliche Distanz kann gerade dazu betragen, alle Beteiligten zu entlasten und die Beziehung zu verbessern.

Stationär und mitten im Leben

Diese bunte Mischung garantiert eine multimodale und umfassende Betreuung. Nicht nur Essverhalten und psychische Probleme werden angegangen, sondern die betreuenden Fachkräfte geben auch Hilfestellung für den Alltag, für Schule, Ausbildung, Studium und Beruf. Ziel ist es, eine Zukunftsperspektive zu entwickeln und eigenständig das Leben zu führen. In der Wohngruppe, in der fünf bis zehn, manchmal auch mehr Mädchen zusammenleben, ist Beziehungsarbeit gefragt: Die Mädchen können soziale Kontakte aufbauen, sich in der Gruppe erleben und müssen lernen, sich durchzusetzen und Konflikte zu bestehen. Doch auch dabei werden sie unterstützt, sodass ihr Selbstwertgefühl gestärkt wird.

Etwa 50 Wohngruppen für essgestörte Menschen gibt es in Deutschland – nicht nur in den Städten, sondern auch auf dem Land. Sie sind entweder in staatlicher (kommunaler) oder kirchlicher Hand. Sie arbeiten alle nach sehr unterschiedlichen Konzepten und Betreuungsmustern, zurzeit bemühen sich die Expertinnen und Experten darum, Standards für Wohngruppen zu entwickeln.

Die erste Wohngruppe in Deutschland wurde 1994 vom Münchner Verein ANAD gegründet (www.anad.de, Service S. 150), wo Patientinnen und Patienten aus ganz Deutschland, Österreich und der Schweiz aufgenommen werden. **Dort gibt es auch die erste und einzige Wohngruppe für essgestörte junge Männer (Seite 10).**

Ansonsten sind Wohnplätze für junge Männer sehr rar, wie im Übrigen allgemein für ältere erwachsene Betroffene. Oft wird eine obere Altersgrenze angegeben, die zum Beispiel bei 27 oder auch bei 35 Jahren liegt. Das Mindestalter beträgt in der Regel 14 Jahre. In der Regel wird auch ein Mindest-Body-Mass-Index von etwa 16 bis 17 vorausgesetzt.

Einen Antrag stellen

Wohngruppen eignen sich besonders nach einem Klinikaufenthalt dafür, erworbene Verhaltensweisen zu erproben. Die Kliniken geben häufig eine Empfehlung für eine Wohngruppe ab. Eine Wohngruppe kann aber auch einen Klinikaufenthalt ersetzen.

Die meisten Krankenkassen sind bereit, die (externen) therapeutischen Kosten zu übernehmen. Bei Therapie in der Wohngruppe und bis zum 21. Lebensjahr sind die Kosten in der Jugendhilfe enthalten. Miete und Lebensunterhalt werden je nach Alter und privater Situation entweder selbst bezahlt oder vom Jugendamt oder Sozialamt übernommen. Die Wohngruppen geben Hilfestellung bei der Antragstellung, die sich in der Praxis häufig als schwierig erweist – abhängig vom Wissen der jeweiligen Sachbearbeiterin oder des Sachbearbeiters.

Tipp: Nehmen Sie zu einem Termin Informationsmaterial über Essstörungen mit, das Sie beim Jugend- oder Sozialamt vorlegen können.

Immer wieder werden Anträge abgelehnt. Bleiben Sie hartnäckig, lassen Sie sich nicht so schnell abspeisen und legen Sie gegen die Entscheidung Widerspruch ein. Notfalls mithilfe einer Beratungsstelle oder eines Rechtsanwalts.

ADRESSEN

Fragen Sie bei einer Beratungsstelle für Essstörung nach oder in der Klinik. Im Internet sind Wohngruppen zu finden zum Beispiel unter: www.bzga-essstörungen.de, www.bundesfachverbandessstoerungen.de oder, www.hungrig-online.de

RÜCKFÄLLE

Ein Rückfall ist keine Katastrophe. Im Gegenteil: Mit Rückschlägen, mit einem Auf und Ab der Symptome ist sogar zu rechnen. Die Symptome können sich sogar zwischendurch verstärken – dann nämlich, wenn es in der Psychotherapie ums „Eingemachte" geht, das heißt tiefer liegende, verdrängte Probleme aufgedeckt werden, die die Betroffene, den Betroffenen bedrohen. Im Heilungsprozess wird es nach harmonischen Phasen, in denen alles gut läuft, immer wieder Phasen geben, wo die Betroffenen nicht erreichbar sind und in alte (Ess-)Verhaltensweisen zurückfallen. Eine Mutter spricht von regelrechtem „Achterbahnfahren". „Diese Wechselbäder waren schwer auszuhalten und immer wieder hat es verdammt wehgetan." Die gesunden Anteile müssen weiterhin gegen die kranken Anteile kämpfen, immer wieder meldet sich das schlechte Gewissen, wenn die Mädchen die Kontrolle aufgeben, nach dem Motto: „Es darf mir doch nicht gut gehen."

Doch es bleibt zu hoffen, dass auf dem Weg zur Heilung die guten Phasen immer länger werden. Aufgabe der Eltern und Angehörigen ist es, die schlechten Zeiten auszuhalten und immer wieder zur Behandlung aufzufordern. Aufgabe der Betroffenen, „dranzubleiben" an der Therapie, bis sie sich nachhaltiger von der Krankheit befreit haben.

Akzeptieren Sie, dass die Behandlung langwierig sein kann, und geben Sie die Hoffnung nicht auf!

INTERVIEW

„Komm, wir gehen Pommes essen!"

Gespräch mit einer ehemaligen Patientin. Katharina (Name geändert) ist heute 18 Jahre alt, mit 14 ist sie an Magersucht erkrankt.

Betrachten Sie sich heute als geheilt?
Ich denke schon. Ich esse wieder alles und wiege mich kaum noch. Nur wenn ich besonders gestresst bin, ertappe ich mich dabei, dass ich wieder Kalorien zähle. Doch sobald ich ein Kilo abgenommen habe, gehen bei mir die Alarmglocken an und ich esse wieder mehr. Dann habe ich vielleicht kurzzeitig ein schlechtes Gewissen, aber das verschwindet wieder.

Was waren die schlimmsten Phasen auf Ihrem Weg zur Heilung?
In der Klinik hatte ich nach zwei Monaten ein Megatief. Ich habe nicht weiter zugenommen, obwohl ich mich an den Essensplan gehalten, nicht getrickst habe. Ich fing wieder an zu mümmeln und nach dem Essen habe ich immer geheult. Es musste weitergehen, deshalb bin ich sondiert worden. Irgendwann ging es mir dann deutlich besser, auch durch Medikamente. Nach der Entlassung aus der Klinik fiel ich allerdings wieder in ein Loch.

Warum ging es Ihnen nach der Entlassung so schlecht?
Ich fühlte mich völlig überfordert. Ich ging zwar schon während den Monaten in der Klinik für zwei bis drei Stunden in die Schule, aber jetzt hatte ich wieder einen vollen Stundenplan zu bewältigen. Auch dass sich dadurch die Essenszeiten nach hinten verschoben haben, hat mir zu schaffen gemacht. Ich wollte mich ganz strikt an den Essensplan der Klinik halten, ich wollte nichts anderes. Doch so musste ich z. B. Essen mit in die Schule nehmen, und ich hatte große Angst, das sei zu viel.

Wie haben Sie das Tief überwunden?
Ich habe meine Psychotherapeutin aus der Klinik behalten, das hat mir vor allem geholfen. Zu ihr gehe ich bis heute, erst einmal in der Woche, jetzt reicht es alle zwei Wochen. Ich weiß nicht, wie ich es ohne sie geschafft hätte. Außerdem habe ich angefangen zu tanzen, das wollte ich schon immer ausprobieren. Ich war total begeistert, geradezu völlig aus dem Häuschen. Es hat auch gutgetan, mit Leuten zusammen zu sein, die nicht wussten, was ich habe.

Wie ging es mit dem Essen weiter?
Das Beste, was mir passieren konnte: Als ich meinem Freund von meiner Krankheit erzählt habe, sagte der zu mir: „Komm, wir gehen Pommes es-

Wenn Sie den Eindruck haben, dass ein Behandlungsversuch nichts gebracht hat, versuchen Sie es später noch einmal. Erfahrene Praktiker erleben immer wieder, dass Patienten zu einem späteren Zeitpunkt von der gleichen Behandlung durchaus profitieren, während sie vorher scheiterte. Versuchen Sie es mit einer anderen Behandlungsperson oder auch mit einem anderen Setting: Vielleicht klappt es bei einem weiteren Versuch besser ambulant als damals in der Klinik oder umgekehrt. Oder suchen Sie sich eine Wohngruppe (Seite 119) – eine hervorragende Möglichkeit, Rückfälle zu verhindern oder aufzufangen und den Alltag mit fachlicher Unterstützung zu bewältigen.

Beim Jugendamt kann in schwierigen Fällen auch eine Einzelfallhilfe beantragt werden oder Sie bitten um Hilfe beim Sozialpsychiatrischen Dienst der Stadt.

Besonders bei Anorexie-Patientinnen ist die Gefahr eines Rückfalls recht hoch, vor allem in den ersten ein bis zwei Jahren nach der Entlassung aus stationärer Behandlung (Seite 115). Etwa 30 Prozent der magersüchtigen Patientinnen fallen im ersten Jahr nach einem Klinikaufenthalt in ihr pathologisches Essverhalten zurück.

Also: Wenn es Ihnen nach einer erfolgreichen Therapie irgendwann wieder deutlich schlechter geht, greifen Sie auf die Behandler zurück, die Ihnen geholfen haben.

Eine ambulante Psychotherapie, möglichst gleich im Anschluss an die Klinik, kann einem Rückfall vorbeugen oder zumindest helfen, wieder herauszukommen. Ernährungsberatung allein reicht nicht! Auch ambulante Gruppen – angeleitet oder als reine Selbsthilfegruppe (Selbsthilfe, Seite 92) – können stabilisieren, die Be-

sen!" Ich habe mich gewunden, doch ich hab's gemacht. Wir kannten uns noch nicht lange und er sollte nicht denken, dass ich verrückt bin. Anschließend habe ich geweint. Doch danach sind wir ins Kino gegangen und es war wieder gut. Wenn mich eine Therapeutin oder Mit-Patientin dazu aufgefordert hätte, hätte ich wahrscheinlich gesagt: Das schaffe ich nicht! Aber bei Außenstehenden wollte ich mir nicht die Blöße geben.

Was würden Sie essgestörten Patientinnen und Patienten raten, wie man aus der Krankheit herauskommen kann?
Man muss sich klar machen: Was will ich eigentlich? Und irgendwann verstehen, dass man doch leben will! Ganz wichtig ist es, sich Ziele zu setzen, die nichts mit Figur, Essen oder Aussehen zu tun haben. Man sollte sich etwas suchen, was einem richtig Spaß macht und wofür man viel geben würde.

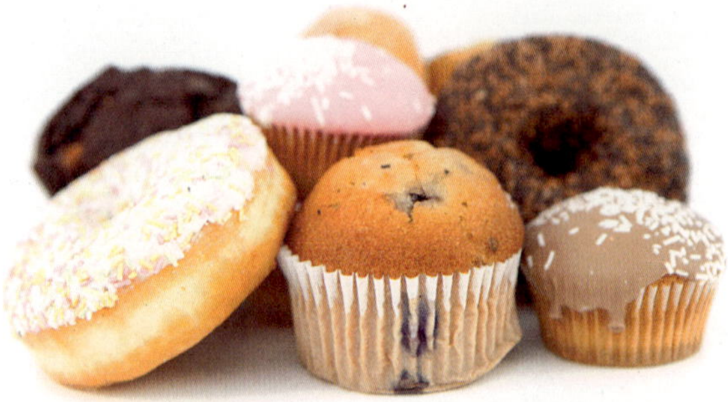

troffenen können sich gegenseitig austauschen und Rückhalt geben.

Möglicherweise verschwinden Ihre Symptome auch nach einer Heilung nicht vollständig, auch wenn Sie ansonsten ein normales Leben führen können. So berichtet eine Frau, die an einer Binge-Eating-Störung erkrankt war, dass sie immer mal wieder kleinere Essanfälle erlebt. Doch sie kann sie kontrollieren, indem sie nur „gesunde" Lebensmittel verspeist, wie etwa Gemüse oder Kartoffeln, so dass sie sich mit dem Essen nicht so ein Leid zufügt.

Wenn die Essstörung chronisch geworden ist

Bei manchen Patientinnen wechseln Phasen, in denen sie ihr Leben gestalten können, mit Phasen, in denen sie einen Rückfall erleben, immer wieder ab. Bei ihnen ist die Essstörung chronisch geworden. Bei einem Fünftel bis einem Drittel der erwachsenen Bulimie- und Anorexie-Patientinnen wird die Essstörung chronisch, weisen Psychotherapiestudien auf.

Für Patientinnen mit einer chronischen Essstörung ist es wichtig, dass sie sich ein Behandlungsnetz von zum Beispiel Ärzten/Ärztinnen, Psychotherapeuten/Psychotherapeutinnen und Beratungssstelle aufgebaut haben oder aufbauen – ein Netz, das sie falls notwendig auffangen kann. Wenn eine Anorexie-Patientin zum Beispiel immer wieder stark abnimmt, kann für sie auch eine stationäre Intervallbehandlung infrage kommen: Sie wird wiederholt in die Klinik aufgenommen mit dem Ziel, die Patientin so weit aufzupäppeln, dass ihr Leben nicht mehr bedroht ist und sie eine gewisse Lebensqualität erreichen kann.

Doch auch eine chronische Essstörung ist kein Grund, die Flinte ins Korn zu werfen: Eine Besserung der Symptome bis hin zur Heilung ist auch bei schwierigsten Verläufen und auch nach vielen Jahren möglich. Das erleben Expertinnen und Experten in der Praxis immer wieder. Das passiert jedoch nicht von selbst. Eine Therapie ist immer ein schwieriger Prozess, der einem viel abverlangt. Viele haben sich mit der Essstörung ganz gut arrangiert. Schließlich haben die Symptome eine – unbewusste – Funktion, sie bieten zum Beispiel einen Schutz vor den Anforderungen des Lebens. Die Symptome aufzugeben, heißt dann auch, diesen Schutz aufzugeben. Das macht Angst. Doch genau dabei begleiten Psychotherapeutinnen und Psychotherapeuten oder auch die Beraterinnen und Berater. Sie stehen Ihnen zur Seite, um die Schritte hin zu mehr Lebendigkeit gemeinsam zu bewältigen und die gesunden Seiten in Ihnen hervorzulocken.

Wie fühlt sich Lebensfreude an?

Auch wenn Sie mit Ihren Essstörungssymptomen gut leben können – eine Essstörung macht einsam. Viele Betroffene leben sehr allein und fühlen sich von allen unverstanden. Beziehungen gehen in die Brüche oder klappen erst gar nicht. Essstörungen rauben die Lebensfreude. Sich täglich mit dem eigenen Perfektionismus knechten, sich ständig mit dem Essen oder Nicht-Essen quälen, sich hässlich und zu dick fühlen – das verhindert jeglichen Genuss. Vielleicht haben Sie vergessen, wie sich das anfühlt: den Moment genießen, sich freuen, sich lebendig fühlen?

MEDIKAMENTE

Bei Essstörungen spielen Arzneimittel eine untergeordnete Rolle und gelten als Therapie zweiter Wahl. Denn eine psychotherapeutische Behandlung hat sich in Studien immer als wirksamer erwiesen als ein Medikament. Wurden die Betroffenen in anderen Studien zusätzlich zur Psychotherapie auch medikamentös behandelt, addierte sich die Wirkung nicht notwendigerweise. Gleichwohl können Psychopharmaka (Medikamente, die auf die Psyche des Menschen einwirken) ab und zu hilfreich sein – wenn möglich aber immer im Rahmen eines Gesamtbehandlungsplans und nie langfristig. Was die medikamentöse Behandlung von Essstörungen erschwert, ist die Tatsache, dass – bis auf Fluoxetin für die Bulimia nervosa – kein Mittel für die Behandlung von Essstörungen zugelassen ist. Doch die Ärztin, der Arzt kann Medikamente auch verordnen, wenn sie für das betreffende Indikation oder Personengruppe von der Behörde nicht zugelassen sind. Ein solcher Off-Label-Use ist aber nur gerechtfertigt, wenn die Mittel in Leitlinien oder anderer wissenschaftlicher Literatur trotz fehlender Zulassung zu dieser Anwendung empfohlen werden. Die Verantwortung übernimmt in solchen Fällen die Ärztin/der Arzt, auch wenn es zu Nebenwirkungen kommt.

Medikamente bei Anorexia nervosa

Es ist zurzeit kein Medikament bekannt, das eine Gewichtszunahme unterstützen würde. Überhaupt ist die Studienlage zur medikamentösen Behandlung bei einer Anorexia nervosa unbefriedigend und es ist kein Psychopharmakon für die Behandlung der Magersucht zugelassen.

Im Einzelfall scheint bei schwerer und chronischer Anorexia nervosa der Einsatz von atypischen Neuroleptika (siehe folgende Seite) gerechtfertigt zu sein, so die Autorinnen und Autoren der Leitlinie. Es ist nämlich anzunehmen, dass diese Mittel (vor allem der Wirkstoff Olanzapin) zum

INFO Übersicht Medikamente

- **Atypische Neuroleptika**

Neuroleptika sind Mittel gegen Psychosen, vor allem Schizophrenien. Die Medikamente dämpfen Angst, Erregung, Spannung und Aggressivität. Neuroleptika werden in zwei Klassen eingeteilt: die „klassischen" und die „atypischen". Die atypischen sind die neueren Mittel und verursachen keine oder nur sehr wenig Bewegungsstörungen – eine gefürchtete Nebenwirkung der klassischen Neuroleptika. Die Einnahme von Atypika ist häufig mit einer starken Gewichtszunahme verbunden – bei der Anorexia nervosa ein erwünschter Effekt. Der Wirkstoff Olanzapin scheint auch gegen eine depressive Störung zu wirken. Für die Behandlung von Kindern und Jugendlichen unter 18 Jahren ist Olanzapin nicht zugelassen, Ärztinnen und Ärzte können es aber im Rahmen eines individuellen Heilversuchs einsetzen (s. Off-Label-Use, S. 125).

- **Antidepressiva**

Antidepressiva sind Mittel gegen Depressionen. Neben den „klassischen" Antidepressiva (trizyklische Antidepressiva) gibt es z. B. die selektiven Serotonin-Wiederaufnahmehemmer, SSRI (Selective Serotonin Re-uptake Inhibitor) genannt. Die Bezeichnung bezieht sich auf ihren Wirkmechanismus: SSRI verhindern nämlich, dass der Nervenbotenstoff Serotonin wieder in die Nervenzelle aufgenommen und dadurch unwirksam gemacht wird. So steht dem Gehirn mehr von diesem Botenstoff zur Verfügung, was zur Besserung der Symptome beiträgt. Anders als die trizyklischen Antidepressiva dämpfen sie kaum und machen nicht müde. Die häufigsten Nebenwirkungen sind Schlafstörungen, Übelkeit und andere Magen-Darm-Probleme, Kopfschmerzen, Schwäche, sexuelle Probleme.

- **Antiepileptika**

Antiepileptika sind eigentlich Mittel gegen Epilepsien, können bei Essstörungen aber zum Beispiel dabei helfen, die Essattacken in den Griff zu bekommen. Topiramat, das die Krampfbereitschaft im Gehirn senkt, ist ein relativ neuer Wirkstoff, zu dem noch keine ausreichenden Langzeiterfahrungen vorliegen. Es hat sich aber bisher als relativ schlecht verträglich erwiesen. Nebenwirkungen sind z. B. grippeähnliche Symptome, Körpermissempfindungen (kribbelndes, taubes, schmerzhaftes, brennendes Gefühl, auch Parästhesien genannt) oder Störungen des Denkens und Wahrnehmens.

einen den oft extremen Bewegungsdrang der magersüchtigen Patientinnen und Patienten bremsen können, zum anderen Angst und Zwanghaftigkeit reduzieren. Die Medikamente lockern die oft extreme Einengung der Gedanken auf Essen und Gewicht. Für Kinder und Jugendliche ist Olanzapin nicht zugelassen, wird aber als Off-Label-Use (Seite 125) in Einzelfällen verschrieben. In Studien gibt es Hinweise, dass Olanzapin bei magersüchtigen Jugendlichen einen positiven Effekt auf Gewicht und andere Symptome hat, andere verweisen darauf, dass es keine zusätzliche Wirkung zur Psychotherapie hat.

Antidepressiva (s. Kasten) gegen depressive Verstimmung, Angst oder Zwang machen erst dann Sinn, wenn die Patientin, der Patient an Gewicht zugelegt hat. Denn zum einen können sich diese Begleitsymptome allein durch die Gewichtszunahme bessern – auch ohne eine medikamentöse Behandlung. Zum anderen ist davon auszugehen, dass Antidepressiva bei massivem Untergewicht ihre Wirkung kaum entfalten können, das Risiko von Nebenwirkungen (insbesondere das Herz betreffend) dagegen aber erhöht ist.

Das gilt auch für Kinder und Jugendliche: Wenn die depressiven Symptome nach Zunahme des Gewichts weiter bestehen, kann eine (nur ergänzende!) Behandlung mit einem Serotonin-Wiederaufnahmehemmer (s. Kasten) erwogen werden, heißt es in der Leitlinie. In Deutschland ist für Kinder und Jugendliche mit Depressionen einzig der Wirkstoff Fluoxetin zugelassen. Ähnliches gilt auch für die Zwangsstörungen (Kapitel „Weitere Störungen erkennen", S. 131), die auch noch nach der Gewichtsnormalisierung bestehen. Hier ist der Serotonin-Wiederaufnahmehemmer Fluvoxamin für das Kindes- und Jugendalter zugelassen.

ACHTUNG!
Wenn die oder der Betroffene neben der Essstörung auch an einer Depression leidet, kann es sein, dass sich mit der Einnahme von Antidepressiva verstärkt Selbsttötungsgedanken einstellen – vor allem in den ersten Wochen, bis die antidepressive Wirkung der Medikamente voll zum Tragen kommt. Nahestehende sollten auf mögliche Signale achten und gegebenenfalls die oder den Betroffenen auf das Thema ansprechen (s. auch Kapitel Depressionen). Versuchen Sie, professionelle Hilfe (Ärztin/Arzt, Psychotherapeut/in, Klinik) hinzuzuziehen. Weitere Anlaufstellen siehe „Akute Gefahr", Seite 25.

Medikamente bei Bulimia nervosa

In Gegensatz zur Magersucht sind für die Bulimia nervosa zahlreiche Medikamente in Studien erprobt worden. Die besten Daten liegen für Antidepressiva (s. Kasten) vor, und innerhalb dieser Gruppe wiederum für Serotonin-Wiederaufnahmehemmer. Es hat sich gezeigt, dass Antidepressiva nicht nur einen antidepressiven, sondern auch einen direkten antibulimischen Effekt haben: Essanfälle werden weniger und die Betroffenen wenden weniger kompensatorische Maßnahmen an, die Fixierung auf Körper und Gewicht löst sich etwas. Die Bulimia nervosa ist die einzige Essstörung, für die in Deutschland ein Wirkstoff zugelassen ist, nämlich der Serotonin-Wiederaufnahmehemmer Fluoxetin – allerdings gilt nur die Kombination mit einer Psychotherapie als sinnvoll. In der Leitlinie wird betont, dass die wirksame Dosis bei der Ess-Brech-Sucht höher liegt als bei einer Depression. Die einen Ärztinnen und Ärzte haben gute Erfahrungen damit gemacht, die Dosis schrittweise auf z. B. 60 Milligramm pro Tag zu erhöhen, die anderen geben gleich die höchste Dosis. Die Patientinnen und Patienten sollten Fluoxetin mindestens vier Wochen einnehmen. Wenn sie auf das Medikament ansprechen, empfehlen Expertinnen und Experten eine Therapiedauer von neun bis zwölf Monaten. Ein Medikament kommt dann infrage, wenn eine Psychotherapie nicht ausreichend anschlägt oder wenn Depression, Angst, Zwanghaftigkeit oder Impulskontrollstö-

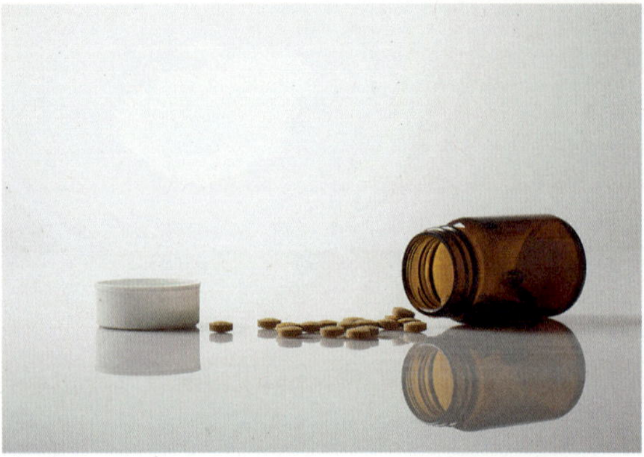

rungen sehr ausgeprägt sind. Wenn die Betroffenen zunächst keinen Platz bei einer/einem qualifizierten Psychotherapeutin/Psychotherapeuten finden sollten, kann das Medikament ausnahmsweise sofort und alleinig verschrieben werden. Auch zur Vorbeugung von Rückfällen haben sich Serotonin-Wiederaufnahmehemmer bei Bulimie als wirksam erwiesen.

Das Antiepileptikum Topipramat („Übersicht Medikamente" S. 126) kann Heißhungeranfälle, Angstsymptome und Unzufriedenheit mit dem eigenen Körper reduzieren, Ärztinnen und Ärzte haben allerdings in der klinischen Praxis noch wenig Erfahrung mit dem Medikament sammeln können, das zudem zahlreiche Nebenwirkungen hat. Auch bei Kindern und Jugendlichen können Serotonin-Wiederaufnahmehemmer (Fluoxetin oder Fluvoxamin) hilfreich sein, die Mittel sind aber für die Bulimie-Behandlung nicht zugelassen, weil die wissenschaftliche Grundlage (noch) fehlt. Der Wirkstoff Fluoxetin ist für Depressionen in dieser Altersgruppe zugelassen, der Wirkstoff Fluvoxamin für Zwangserkrankungen. Bei der Behandlung von Kindern mit solchen Antidepressiva kann es aber zu einer erhöhten Gefahr von Suizidalität kommen, wenn Kinder solche Gedanken äußern, sollten die Mittel abgesetzt werden und dringend ein Arzt hinzugezogen.

Medikamente bei einer Binge-Eating-Störung

Für die Binge-Eating-Störung ist kein Medikament in Deutschand offiziell zugelassen. Doch in Studien haben sich Antidepressiva (vor allem Serotonin-Wiederaufnahmehemmer, s. Kasten, S. 126) nicht nur für die Bulimie, sondern auch für die Binge-Eating-Störung als wirksam erwiesen: Essanfälle werden weniger und die depressiven Symptome gehen zurück. Allerdings zeigen die Medikamente keinen oder nur einen geringen Einfluss auf das Körpergewicht – wollen doch viele Menschen, die unter Essanfällen leiden, vor allem an Gewicht verlieren.

Auch mit dem Antiepileptikum Topiramat (Seite126) reduzieren sich die Essattacken und die Betroffenen nehmen sogar etwas ab. Aber: Die Nebenwirkungen, wie kognitive Störungen und unangenehme Körperempfindungen (Parästhesien), sind problematisch. Deshalb sollte das Medikament nur versuchsweise zum Einsatz kommen, wenn andere Medikamente und Psychotherapie nicht ausreichend wirken.

Sonstige Medikation

Abnehmmittel: Ein Medikament zum Abnehmen können Binge-Eating-Patientinnen und -Patienten dann in Erwägung ziehen, wenn sie mit einer Änderung ihres Lebensstils auch nach Monaten keine Erfolge erreichen und ihr BMI über 30 liegt oder über 27 und zusätzliche Risikofaktoren wie zum Beispiel Bluthochdruck vorliegen. Als einziges Mittel kommt der Wirkstoff Orlistat infrage, der unter dem Handelsnamen Xenical oder Alli bekannt ist und die Verdauung von Fett in Magen und Dünndarm hemmt. Stiftung Warentest bewertet Orlistat als „mit Einschränkung geeignet" („Medikamente zum Einnehmen", S. 91). Langfristig bleibt ein Gewichtsverlust aber nur stabil, wenn die Lebensgewohnheiten verändert werden. Über die Anwendung bei adipösen Kindern und Jugendlichen unter 18 Jahren gibt es keine ausreichenden Kenntnisse, deshalb sollten sie nicht mit einem Medikament behandelt werden.

Elektrolyte: Häufiges Erbrechen und der Missbrauch von Abführmitteln oder Diuretika kann dazu führen, dass die Betroffenen zu viel Kalium verlieren – mit der Gefahr von bedrohlichen Herzrhythmusstörungen. Deshalb sollte das Kalium im Blut regelmäßig kontrolliert werden, bei einem Mangel ist die Gabe von Kalium (als Tabletten oder Brause) notwendig, bis normale Werte erreicht sind.

Hormonpräparate: Weil der Hormonmangel Auswirkungen auf die Knochendichte und vermutlich auch auf die Hirnentwicklung hat, diskutieren Expertinnen und Experten immer wieder, ob man die fehlenden Hormone bei den magersüchtigen Patientinnen und Patienten ersetzen sollte. Aber es gilt: Eine Gewichtszunahme ist der wesentliche Schritt! Zur Empfängnisverhütung kann die Pille sinnvoll sein.

Kalzium und Vitamin D: Die einzige Behandlung gegen den drohenden Abbau der Knochendichte ist die Gewichtszunahme sowie die Normalisierung des Essverhaltens. Doch Kalzium und Vitamin D oder Vitamin K2 (Menachinon) kann bei Anorexia nervosa unterstützend wirken und sollten deshalb möglichst verschrieben werden, insbesondere wenn die Patientin wenig Milchprodukte zu sich nimmt.

Nahrungsergänzungsmittel: In den meisten Fällen ist keine gesonderte Zufuhr von Nahrungsbestandteilen, wie etwa Vitaminen oder Spurenelementen, notwendig. Eine ausgewogene und ausreichende Kost genügt in der Regel, um die Defizite auszugleichen.

Mehr zu Medikamenten unter www.test.de oder im „Handbuch Medikamente" sowie im „Handbuch Rezeptfreie Medikamente" der Stiftung Warentest.

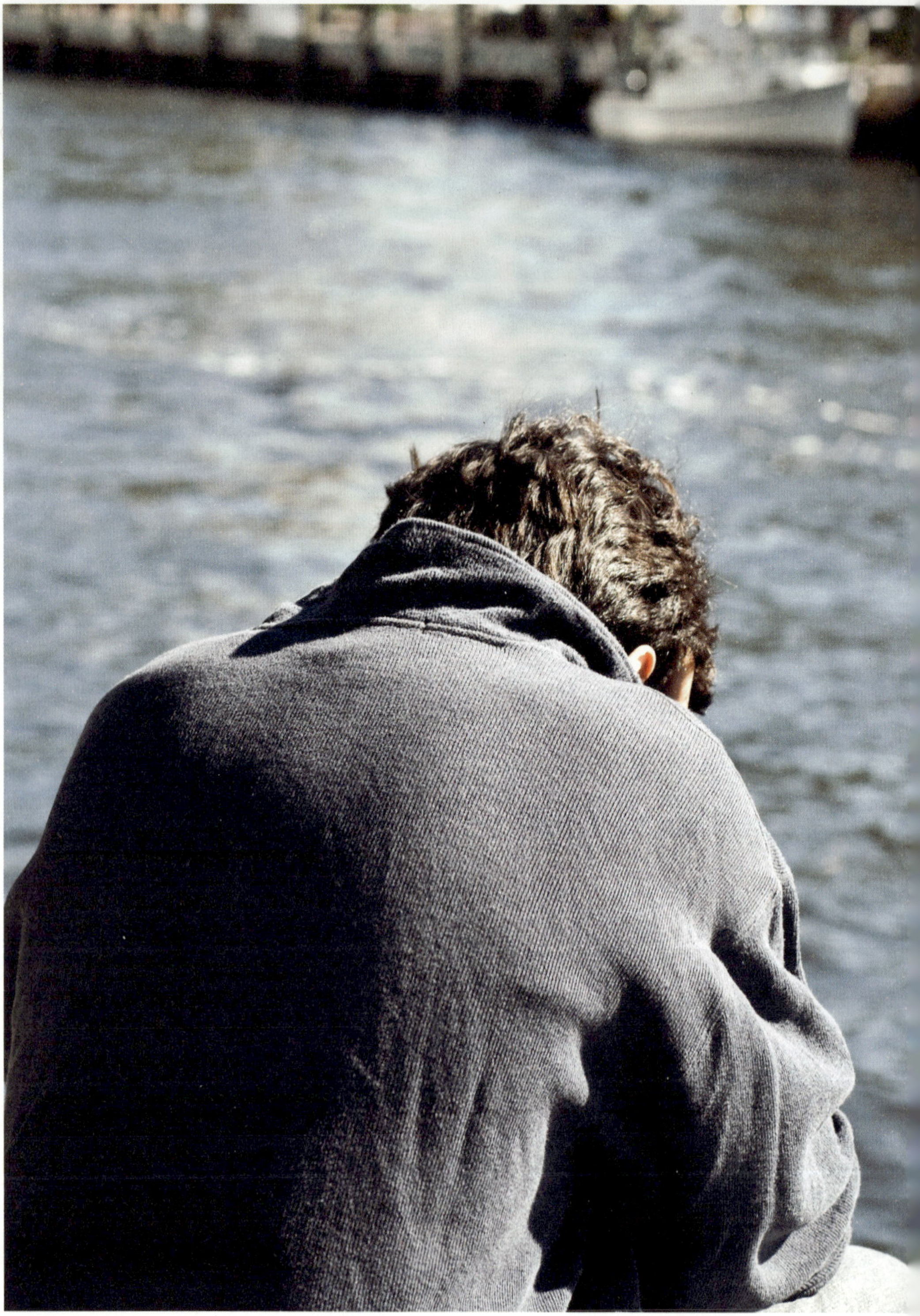

WEITERE STÖRUNGEN ERKENNEN

Eine Essstörung kommt selten allein. Mehr als die Hälfte aller Betroffenen leiden noch unter einer Depression oder Angststörung oder einer anderen psychischen Erkrankung. Manchmal geht sie einer Essstörung voraus, manchmal entwickelt sie sich erst im Verlauf der Essstörung. Die Symptome überschneiden sich – eine Psychotherapie kann sie übergreifend überwinden helfen.

BEGLEITERKRANKUNGEN

Nicht selten gesellt sich zu einer psychischen Erkrankung noch eine andere. Denn oft stehen hinter den verschiedenen Symptomen gemeinsame genetische und neurochemische Faktoren (Kapitel „Essstörungen erklären“, S. 55) sowie gemeinsame psychische Mechanismen.

Wenn jemand zum Beispiel emotional sehr instabil ist, kann es beispielsweise zu gestörtem Essverhalten oder auch zu Selbstverletzungen kommen. Perfektionismus ist ein Risikofaktor für eine Magersucht oder auch für eine Zwangserkrankung. Ein niedriges Selbstvertrauen macht anfällig für alle möglichen psychischen Störungen. Oder auch umgekehrt: Viele psychischen Störungen gehen mit einem mangelndem Selbstvertrauen einher. Denn was Ursache ist, was Wirkung, lässt sich nicht immer auseinanderhalten. Abhängigkeitserkrankungen, depressive Störungen, Angst- und Persönlichkeitsstörungen oder auch Zwangserkrankungen können das Risiko für eine Essstörung erhöhen. So gehen einige psychische Störungen mit einer Veränderung des Essverhaltens einher – was sich möglicherweise verselbstständigt und sich zu einer Essstörung auswächst. Denn Kontrolle über das Essverhalten, Erbrechen oder Essanfälle können kurzfristig Anspannung und Leidensdruck reduzieren. Eine Essstörung wiederum kann weitere psychische Störungen zur Folge haben, zum Beispiel weil die Patientinnen und Patienten sich vom sozialen Leben zurückziehen und oft sehr einsam sind. Bei Magersucht stellt sich die Frage, ob Zwänge,

Ängste und Depressionen eigenständige Krankheiten sind oder Folgen des Hungerns. Dass diese Symptome in einigen Fällen schon vor der Essstörung bestanden und in anderen Fällen auch nach der Überwindung der Essstörung weiter bestehen bleiben, spricht dafür, dass es sich um zusätzliche Krankheiten handelt – deren Symptome allerdings durch das Hungern verstärkt werden.

Egal, ob bei der Behandlung zunächst die Essstörung, die Depression, Angst- oder Zwangserkrankung, Persönlichkeitsstörung oder Suchterkrankung Vorrang hat: Eine Psychotherapie ist angezeigt, eventuell unterstützt durch Medikamente. Eine Psychotherapie hat immer einen generellen Effekt und oft ähneln sich auch die Themen und der therapeutische Ansatz. Und wenn die Patientin, der Patient es gelernt hat, ein Symptom zu steuern, z. B. Essanfälle besser im Griff hat, wirkt sich das in der Regel auch günstig auf die anderen Symptome aus, die Patientin hat z. B. weniger Depressionen und das Selbstwertgefühl steigt. Letztlich muss die Therapeutin, der Therapeut entscheiden, welches der Symptome am meisten einschränkt oder Lernprozesse verhindert oder sogar das Leben bedroht und sich zunächst darauf konzentrieren – seien es häufige Selbstverletzungen, sei es eine hohe Suizidgefahr, eine Alkoholabhängigkeit oder eben eine massive Abmagerung.

Bei der Anorexia nervosa kommt es allein durch eine Gewichtszunahme meist zu einer Verbesserung von Depressionen, Ängsten oder Zwängen. Es ist aber auch andererseits möglich, dass andere psychische Symptome durch die Essstörung überdeckt wurden und erst mit einer Gewichtszunahme zum Vorschein kommen.

Es geht also um komplexe Wechselwirkungen, bei denen die Symptome teilweise miteinander zusammenhängen, sich gegenseitig bedingen oder beeinflussen und sich verschieben können. Die genaue(n) Diagnose(n) sollte eine Fachärztin oder Facharzt (für Psychiatrie und Psychotherapie, für psychosomatische Medizin und Psychotherapie, für Kinder- und Jugendpsychiatrie und -psychotherapie) oder eine psychologische Psychotherapeutin, ein Psychotherapeut stellen.

DEPRESSIONEN

Eine Depression ist die häufigste Begleiterkrankung der Anorexia nervosa – 40 bis 80 von 100 Anorexie-Patientinnen und -Patienten haben auch eine Depression –, doch auch bei einer Bulimie oder Binge-Eating-Störung kommen Depressionen oft vor. Stärker als Angst- und Zwangssymptome sind depressive Verstimmungen gewichtsabhängig. Das heißt: Bei einer Anorexia nervosa sollte die Normalisierung

INFO

„Ich kann nicht mehr" – Was tun bei Suizidgefahr?

Suizidgedanken oder Suizidversuche sind nicht immer mit einer Depression assoziiert, dennoch erfolgen Selbsttötungen am häufigsten im Rahmen einer depressiven Erkrankung, sind Symptom einer Depression.

„Ich kann nicht mehr", „Es hat alles keinen Sinn mehr", „Ich falle allen zur Last", „Irgendwann muss auch mal Schluss sein" – solche Anspielungen sollten Eltern, Partner, Freunde und Kollegen ernst nehmen. Es ist ein leider immer noch weit verbreiteter Irrglaube zu meinen, wenn einer von Selbsttötung spricht, dann tut er es nicht. Aber: Bevor die Betroffenen es tun, kämpfen sie oft wochen- oder monatelang gegen die Suizidgedanken an. In dieser Zeit besteht die Chance, die Menschen von ihrem Vorhaben abzubringen.

Weitere Alarmzeichen:

- Die Betroffenen ordnen ihre Angelegenheiten: Sie verschenken geliebte Gegenstände, setzen ihr Testament auf, bezahlen ihre Schulden.
- Die Betroffenen ziehen sich von Freunden, Angehörigen, Aktivitäten zurück.
- Die Betroffenen identifizieren sich mit jemandem, der eine Selbsttötung begangen hat.
- Die Betroffenen wirken auf einmal ruhiger, gefestigter und weniger verzweifelt, weil sie sich möglicherweise schon fest zum Suizid entschlossen haben.

Das können Sie tun:

- Sprechen Sie die oder den Betroffenen ruhig und sachlich darauf an, ohne um den heißen Brei herumzureden. Die Betroffenen sind oft erleichtert, wenn sie direkt gefragt werden.
- Versuchen Sie, professionelle Hilfe hinzuzuziehen (Adressen, S. 150)
- Sorgen Sie für den Menschen: Zeigen Sie ihm, dass Sie ganz für ihn da sind. Übernehmen Sie in der akuten Situation Verantwortung für den anderen, begleiten Sie die gefährdete Person zum Arzt oder in die Klinik.
- Wenn ein Mensch unmittelbar von Suizid bedroht, aber nicht mehr über ein Gespräch erreichbar ist, verständigen Sie Notarzt und Polizei.

(Quelle v. a.: Deutsches Bündnis gegen Depression e. V.)

des Gewichts Vorrang haben, um dann zu schauen, wie sich die depressive Symptomatik entwickelt. Zumal antidepressive Medikamente im Zustand der Abmagerung kaum Wirkung zeigen (Medikamente, S. 125).

Symptome

Menschen mit Depressionen interessieren sich für nichts mehr, können sich nicht mehr motivieren, müssen sich zu allen Tätigkeiten zwingen. Sie sind bedrückt, schwermütig, können sich kaum oder gar nicht mehr freuen. Manche fühlen sich innerlich leer oder auch gefühllos. Die Betroffenen kapseln sich ab, quälen sich mit Selbstzweifeln und Selbstanklagen. Bewegungstempo und Denkgeschwindigkeit lassen nach. Die Verzweiflung und Hoffnungslosigkeit kann sich dermaßen steigern, dass die Betroffenen ihrem Leben ein Ende setzen wollen (Kasten). Der Schlaf ist fast immer schwer gestört: Meist wachen die Betroffenen sehr früh morgens auf oder ihr Schlaf ist gestückelt. Viele Betroffene haben keinen Appetit mehr und nehmen ab – diese Symptome werden der Depression zugeordnet, wenn

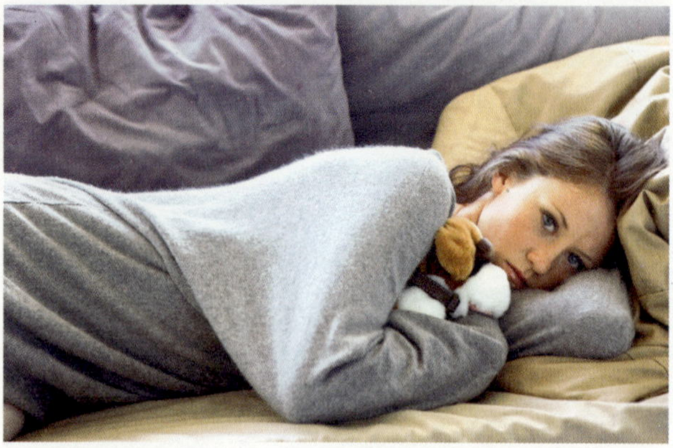

nicht die Kriterien einer Essstörung (Kapitel „Essstörungen einordnen", S. 29) erfüllt sind. Andere Patienten nehmen in einer depressiven Phase zu, auch das hat zunächst nichts mit einer Essstörung zu tun. Kinder und Jugendliche zeigen grundsätzlich ähnliche Symptome wie Erwachsene: Sie sind niedergeschlagen und weinerlich – Bezugspersonen nehmen eine traurige Grundstimmung wahr. Sie scheinen gelangweilt, fühlen sich minderwertig.

ANGSTERKRANKUNGEN

Bis zu 60 Prozent der essgestörten Patientinnen und Patienten zeigen Symptome einer Angststörung. Was unterscheidet eine „normale" Angstreaktion von einer Angststörung? Bei einer Angsterkrankung richtet sich das ganze Leben auf die Angst aus, die erkrankten Menschen sind auf ihre Angst fixiert und leiden erheblich darunter. Zu den Angsterkrankungen gehören Phobien (z. B. Klaustrophobie, Angst vor Spinnen, soziale Phobie), Panikstörungen oder eine generalisierte Angsterkrankung.

Soziale Phobie

Die soziale Phobie tritt in der Kombination mit Essstörungen am häufigsten auf und beginnt in der Regel wie die Essstörungen im Jugendalter. Die Betroffenen schrecken davor zurück, mit anderen Menschen in Kontakt zu treten, weil sie befürchten, sich peinlich zu verhalten oder Fehler zu machen. Sie haben Angst, abgewiesen zu werden.

Typische Gedanken bei einer sozialen Phobie sind zum Beispiel: „Ich kann weniger als die anderen", „Ich habe nichts zu sagen", „Die anderen merken, dass mit mir etwas nicht stimmt". Die Betroffenen stehen unter dem Druck, ständig beobachten zu müssen, ob die anderen verständnisvoll oder zurückweisend auf die eigene Person reagieren.

Die gefürchteten Situationen können Panikattacken auslösen, mit körperlichen Beschwerden wie Kopfschmerzen, Schweißausbrüchen, Herzrasen, Atemnot, Harndrang, Durchfall, Händezittern, „Leere im Kopf" oder Ähnlichem. Bei Kindern kann sich die Angst beispielsweise durch Weinen, Wutanfälle oder Erstarren ausdrücken.

Die ausgeprägten Angstgefühle führen zu einem verhängnisvollen Vermeidungsverhalten. Selbst ein Blickkontakt ist nicht möglich oder Essen in der Öffentlichkeit. Im Gegensatz zu der „normalen" Schüchternheit, die viele Menschen in bestimmten Situationen kennen, beeinträchtigt eine Angststörung die Betroffenen also in allen Lebensbereichen.

Mit Psychotherapie und gegebenenfalls Medikamenten (Antidepressiva, Benzodiazepine, S. 126) sind Angststörungen meist erfolgreich zu behandeln.

TRENNUNGSANGST

Anorexie-Patientinnen litten als Kind auffallend häufiger als andere unter einer Trennungsangst, die man z. B. daran festmachen kann, dass sie erst später zum ersten Mal auswärts geschlafen haben.

ZWANGSERKRANKUNGEN

Bedürfnis nach Symmetrie und Exaktheit, Säuberungs- und Waschzwänge oder Kontrollzwänge – insbesondere bei der Magersucht quälen solche Zwänge die Betroffenen, auch unabhängig vom Hungerzustand. Einige Studien finden eine Zwangserkrankung häufiger bei Patientinnen mit einer Anorexia nervosa vom restriktiven Typ (S. 31). Doch auch bei der Bulimia nervosa treten Zwangserkrankungen auf – trotz des Kontrollverlusts bei den Essanfällen scheinen einige Patientinnen und Patienten demnach auch zwanghaft-kontrollierende Anteile zu haben. Menschen mit einer Binge-Eating-Störung leiden nicht häufiger als andere Menschen unter Zwangsstörungen.

Symptome

Bei einer Zwangserkrankung verlieren die Betroffenen die Flexibilität, Denken und Handeln der Umgebung und der Situation anzupassen. Diese Störungen können sowohl Gedanken als auch Handlungen betreffen. So können die **Zwangsgedanken** zum Beispiel ständig um die Angst kreisen, sich mit Keimen zu infizieren. Oder eine Mutter ist von dem Gedanken beherrscht, dass sie ihrem Kind etwas antun wird.

Zwangshandlungen sind ritualisierte Handlungen, die den Betroffenen eine Pseudo-Sicherheit vermitteln. Betroffene mit einem Waschzwang verbringen Stunden damit, sich die Hände zu waschen, und halten sich dabei an einen genau festgelegten Ablauf. Wird der durchbrochen, entsteht eine große Unruhe und Angst. Die Menschen wissen, dass ihre Zwänge unsinnig sind, fühlen sich ihnen aber ausgeliefert und schämen sich extrem dafür. Auch bei Zwangserkrankungen hilft eine Psychotherapie. Bessert sich damit die Krankheit nicht ausreichend oder sind die Zwänge sehr schwerwiegend, kommen Antidepressiva zum Einsatz.

BORDERLINE-PERSÖNLICHKEITSSTÖRUNG

Eine Borderline-Persönlichkeitsstörung tritt am häufigsten zusammen mit einer Bulimia nervosa auf, aber auch bei der Magersucht vom bulimischen Typ (S. 31): Fast 30 Prozent der Bulimie-Patientinnen und -Patienten leiden zusätzlich unter einer Borderline-Persönlichkeitsstörung, beim anorektisch-bulimischen Typ sind 25 Prozent der Patientinnen betroffen, wie eine nachträgliche Untersuchung vorliegender Studien zeigt. Auch bei einer Binge-Eating-Störung ist diese Persönlichkeitsstörung nicht selten.

Aufgrund der teilweise extremen Zustände und für Außenstehende oft seltsamen und bedrohlichen Verhaltensweisen prägte schon Sigmund Freud den Begriff „Borderline" für Symptome, die sich auf der Grenze zwischen Psychose und Neurose bewegen. Heute wird das Krankheitsbild als Persönlichkeitsstörung (s. Kasten) klassifiziert.

Symptome

Hauptmerkmale der Borderline-Persönlichkeitsstörung sind die Impulsivität und Instabilität von Stimmungen, des Verhaltens und der Beziehungsgestaltung: Borderline-Patientinnen und -Patienten können ihre Gefühle oft nicht erkennen, benennen und aushalten. Sie fühlen sich von ihren Gefühlen überflutet, die sie nicht kontrollieren können. Ihre Stimmungen schwanken zwischen Extremen – ihre Gefühle erleben sie als besonders heftig und intensiv. Statt zum Beispiel einfach nur sauer zu sein, empfinden sie abgrundtiefen Hass, statt traurig zu sein, sind sie total verzweifelt.

Die Betroffenen haben kein Gefühl, wer sie wirklich sind, fühlen sich abgeschnitten von sich selbst, aber auch von der Welt. Ihr eigenes Selbst erleben sie als Hohlraum, wie tot.

Fast alle Borderline-Patientinnen und -Patienten leiden unter extremen Spannungszuständen. Die einschießende Spannung kann so stark sein, dass sich die Wahrnehmung des eigenen Körpers und der umgebenden Wirklichkeit verzerrt oder auflöst („Dissoziation").

Um die quälende, innere Spannung abzubauen, verletzen sie sich selbst (Kasten nebenstehend), greifen zu Alkohol oder anderen Drogen, rasen auf der Autobahn oder gefährden sich durch ein anderes riskantes Verhalten.

Was andere Menschen betrifft, haben Borderline-Patientinnen und -Patienten Schwierigkeiten, Nähe und Distanz auszubalancieren. Sie haben einerseits eine extreme Angst, verlassen zu werden, wenn ihnen aber jemand zu nahe kommt, empfinden sie das als gefährlich. Sie wechseln ständig zwischen Idealisierung und Abwertung des anderen hin und her. Die Folge: intensive, aber instabile Beziehungen.

Menschen mit einer Essstörung und einer Borderline-Persönlichkeitsstörung pendeln zwischen Überheblichkeit und

INFO

Umgang mit Selbstverletzungen

Etwa jede vierte Patientin mit einer Essstörung fügt sich selbst Verletzungen zu – ohne Tötungsabsicht. Selbstverletzendes Verhalten kann auf eine Borderline-Persönlichkeitsstörung hinweisen, muss es aber nicht. Wenn Ihr Kind noch nicht in Behandlung ist, versuchen Sie, es zu motivieren, einen Facharzt, eine Fachärztin für Kinder- und Jugendpsychiatrie und -psychotherapie aufzusuchen. Oder eine Fachärztin, einen Facharzt für psychosomatische Medizin und Psychotherapie, für Psychiatrie und Psychotherapie oder einen psychologischen Psychotherapeuten. Denn es sollte geklärt werden, ob die oder der Betroffene zusätzlich an einer Borderline-Persönlichkeitsstörung leidet. Zusammen mit einem Psychotherapeuten können Auslöser für das selbstverletzende Verhalten und dessen Funktion herausgearbeitet und adäquatere Bewältigungsstrategien gefunden werden. Die Betroffenen ritzen, kratzen, schneiden oder schlagen sich, verbrennen ihre Haut mit Zigaretten. Meistens an Unterarmen oder Händen, seltener Beine, am Bauch oder im Genitalbereich. Dieses selbstverletzende Verhalten kann verschiedene Funktionen haben: innere Spannungen abbauen, sich selber wieder spüren, Aufmerksamkeit erlangen, sich selbst bestrafen oder quälende Gedanken stoppen. Eltern sollten stutzig werden, wenn ihr Kind immer lange Ärmel oder Stulpen trägt, auch bei heißem Wetter und auch beim Sport. Wenn sie Rasierklingen, Messer und Desinfektionsmittel entdecken, wenn das Bad lange besetzt ist. Auch wenn Sie verständlicherweise zuerst sehr bestürzt sind: Vermeiden Sie es, zu dramatisieren, versuchen Sie, möglichst ruhig darüber zu reden. Zu viel „Wind“ um die Angelegenheit zu machen, kann das Symptom verstärken, da die Betroffenen (unbewusst) eventuell genau das erreichen wollen. Wenn Sie die oder den Betroffenen dabei „erwischen“, helfen Sie zunächst nur dabei, die Wunde zu versorgen. Stellen Sie in dieser Situation keine Fragen. Erst später sollten Sie die- oder denjenigen darauf ansprechen und fragen, ob eine Bereitschaft besteht, darüber zu reden. Teilen Sie mit, wie es Ihnen damit geht (z. B.: „Ich habe mich sehr erschrocken und befürchte, dass es dir sehr schlecht geht.“), stellen Sie möglichst sachliche Fragen (z. B.: „Hast du dich schon öfters selbst verletzt?“, „Wie bist du darauf gekommen?“, „Wie fühlst du dich davor und danach?“). Die bisherigen Daten deuten darauf hin, dass essgestörte Patientinnen mit selbstverletzendem Verhalten keine schlechtere Prognose haben als Patienten ohne dieses Verhalten.

Selbstsicherheit hin und her, ihre Emotionen fahren „Achterbahn". Sie tendieren zu vielen zwischenmenschlichen Beziehungen und sexuellen Kontakten. Teilweise verweigern sie Leistung in der Schule oder am Arbeitsplatz und neigen dazu, Geld „zum Fenster hinauszuwerfen".

Eine psychotherapeutische Behandlung ist auch bei der Borderline-Störung zentral, am weitesten verbreitet hierfür ist die „Dialektisch-Behaviorale Therapie", die speziell für Borderline-Patientinnen und -Patienten entwickelt wurde. Antidepressiva (selektive Serotonin-Wiederaufnahmehemmer, SSRI, Seite 126) oder auch atypische Neuroleptika (Seite 126) können dabei helfen, die Symptome in den Griff zu kriegen.

ÄNGSTLICH-VERMEIDENDE PERSÖNLICHKEITSSTÖRUNG

Die ängstlich-vermeidende Persönlichkeitsstörung ist laut einer Auswertung von vorliegenden Studienergebnissen bei fast jeder fünften Patientin mit Magersucht vom restriktiven Typ zu finden (19,3 Prozent). Doch bei der Anorexia nervosa vom bulimischen Typ sowie bei der Bulimia nervosa sind die Zahlen erstaunlicherweise fast genauso hoch (17 Prozent, 18,9 Prozent). Unter den Binge-Eating-Patientinnen und -Patienten ist laut dieser Analyse jeder siebte bis achte betroffen (12,7 Prozent).

Symptome

Menschen mit einer ängstlich-vermeidenden Persönlichkeitsstörung fühlen sich sehr unsicher und gehemmt, unfähig und unattraktiv. Von daher vermeiden sie die Beziehung zu anderen Menschen, sehnen sich aber gleichzeitig danach und leiden unter ihrer Einsamkeit. Gleichzeitig zeigen sie sich sehr sensibel und feinfühlig im Kontakt zu anderen Menschen, reagieren aber überempfindlich auf (vermeintliche) Zurückweisung und Kritik. „Nur wenn ich absolut akzeptiert werde, kann ich in Beziehung treten", so lautet eine der verinnerlichten Grundüberzeugungen von Menschen mit einer ängstlich-vermeidenden Persönlichkeitsstörung. Weil sie sich ohnehin nichts zutrauen, trauen sie sich auch nicht, Nein zu sagen, sodass sie bescheiden und „pflegeleicht" wirken. Eine andauernde Anspannung, Nervosität und Besorgtheit auch in alltäglichen Situationen kann zu körperlichen Beschwerden führen.

Diese Symptome überlappen sich mit der sozialen Phobie (S. 134), doch während es sich bei einer sozialen Phobie um enger umschriebene Ängste handelt, geht es bei der ängstlich-vermeidenden Persönlichkeitsstörung um eine größere Anzahl möglicher Angstauslöser. Menschen mit dieser Persönlichkeitsstörung betrach-

INFO **Was ist eine Persönlichkeitsstörung?**

Eine Persönlichkeitsstörung ist mehr als eine Akzentuierung eines Charakterzuges: Eine Persönlichkeitsstörung beeinträchtigt die Betroffenen stark in ihrer Lebensführung, sie fühlen sich in sich gefangen, kreisen um sich selbst. Sie haben zum Beispiel große Schwierigkeiten, Freundschaften einzugehen oder sich in andere Menschen hineinzuversetzen. Manche leiden unter wechselnden Persönlichkeitszuständen oder an einer inneren Leere, können sich nicht auf eigene Ziele oder Werte ausrichten. Bei Persönlichkeitsstörungen handelt es sich um tiefgreifende, dauerhafte Verhaltensmuster, die von der Umgebung als unangemessen empfunden werden, die die Betroffenen aber nicht variieren können.

In dem neuen Klassifikationssystem DSM-5 (S. 49) werden fünf Störungen unterschieden:

- der antisoziale/psychopathologische Typus,
- der ängstlich-vermeidende,
- der Borderline,
- der zwanghafte und
- der schizotype Typus.

Mit einer Essstörung ist am häufigsten die Borderline- und die ängstlich-vermeidende Persönlichkeitsstörung assoziiert.
In Deutschland gilt die Diagnose Persönlichkeitsstörung für Kinder und Jugendliche eher als unangemessen, weil sich die Betroffenen in diesem Alter noch in der Entwicklung befinden.

ten ihre Probleme als Bestandteil ihrer Persönlichkeit (ich-synton), während Menschen mit einer sozialen Phobie ihre Ängste als Krankheit und als etwas Fremdes und nicht als eigenen Charakterzug erleben (ich-dyston).

Menschen mit einer Essstörung und einer ängstlich-vermeidenden Persönlichkeitsstörung leiden unter einer ausgeprägten Selbstunsicherheit und Ängstlichkeit, haben meistens keine sexuellen Kontakte und sind ausgesprochen leistungsorientiert. Im Umgang mit Geld zeigen sie sich sehr sparsam bis geizig.
In einer Psychotherapie können die Betroffenen die Erfahrung machen, dass sie durchaus Ressourcen und Fähigkeiten haben, was ihren Selbstwert stärkt. Entspannungsverfahren tragen dazu bei, körperliche Unruhe und Anspannung abzubauen.

ABHÄNGIGKEITSERKRANKUNGEN

Abhängigkeitserkrankungen werden mit einer Störung der Impulskontrolle in Verbindung gebracht. Von daher leuchtet es ein, wenn von einer Suchterkrankung am häufigsten Bulimie-Patientinnen betroffen sind sowie anorektische Patientinnen vom bulimischen Typ (Seite 31) oder auch Binge-Eating-Betroffene – selten dagegen betrifft eine Abhängigkeitserkrankung Patientinnen mit einer restriktiven Anorexia nervosa, die sich in der Regel durch starke Selbstkontrolle auszeichnen.

Eine Alkoholabhängigkeit oder ein Alkoholmissbrauch ist bei jeder vierten bis fünften Bulimie-Patientin zu finden, wie Untersuchungen nahelegen. In anderen Studien schwanken die Zahlen zwischen 10 bis 30 Prozent, was das gleichzeitige Auftreten von Essstörungen und einer Substanzabhängigkeit angeht.

MISSBRAUCH

Der Missbrauch von Alkohol, Medikamenten oder einem anderen Rauschmittel geht der Abhängigkeit voraus und bezeichnet einen gefährlichen Gebrauch der Substanz mit wahrscheinlich schädlichen Folgen für die Konsumentin, den Konsumenten. Von Missbrauch spricht man zum Beispiel, wenn jemand regelmäßig Alkohol trinkt, um Stress oder Einsamkeit zu bekämpfen.

Von einer Abhängigkeitserkrankung sollte man das sogenannte Purging-Verhalten (to purge = säubern, abführen, entleeren, Seite 50) unterscheiden: Anorexie- und Bulimie-Patientinnen oder -Patienten missbrauchen Amphetamine (Seite 91) oder Stimulanzien, um Hungergefühle zu unterdrücken und den Kalorienverbrauch zu erhöhen und damit ihr Gewicht zu beeinflussen. Das sind also kompensatorische Maßnahmen, mithilfe derer die Betroffenen zugeführte Kalorien „rückgängig" machen wollen. Das Gleiche gilt für Patientinnen und Patienten, die Alkohol benutzen, um das Erbrechen zu erleichtern.

Symptome

Eine Abhängigkeitserkrankung entwickelt sich meistens schleichend. Wenn drei oder mehr der folgenden Punkte erfüllt sind, liegt eine Abhängigkeit vor, so heißt es im internationalen Diagnosehandbuch ICD-10 (International Classification of Diseases, Seite 31):

- Es besteht ein sehr starkes Verlangen, eine Substanz (Alkohol, Medikamente, Tabak etc.) zu konsumieren.
- Es besteht eine verminderte Kontrollfähigkeit bis hin zum Kontrollverlust bezüglich Beginn, Beendigung und Menge des Konsums.
- Wenn die Substanz abgesetzt wird, treten körperliche Entzugserscheinungen auf.
- Es hat eine Toleranzentwicklung stattgefunden: Es sind zunehmend höhere Mengen der Substanz erforderlich, um die

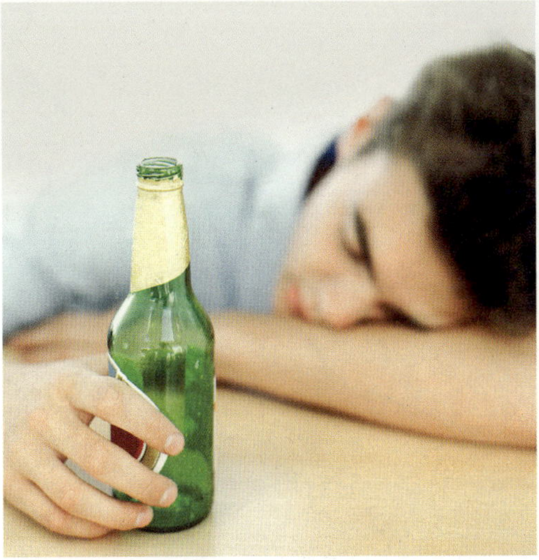

ursprünglich durch niedrigere Dosen hervorgerufenen Wirkungen zu erreichen.

- Andere Neigungen und Interessen werden vernachlässigt, das Leben engt sich auf den Suchtmittelkonsum ein.
- Der Konsum wird fortgeführt trotz eingetretener körperlicher, psychischer und sozialer Folgeschäden.

Gerade beim Alkohol – den die meisten Menschen nicht nur wegen des Geschmacks, sondern auch wegen der spannungslösenden Wirkung schatzen – ist der Übergang vom Genusstrinken zum Suchttrinken fließend. Laut der Deutschen Hauptstelle für Suchtfragen (DHS) e. V. ist **alkoholgefährdet** oder **alkoholkrank**,

- wer bei seelischen Spannungen nach Alkohol verlangt
- wer sich ohne einige Gläser Alkohol am Tag nicht wohl fühlt
- wer anfängt, heimlich und allein zu trinken
- wer morgens häufig Alkohol trinkt
- wer nach wenig Alkohol ein gesteigertes Verlangen nach mehr verspürt
- wer Zittern und Unruhe durch Alkohol zum Verschwinden bring,
- wer das Trinken von selbst nicht aufgeben kann
- wer durch sein gewohnheitsmäßiges Trinken seine Organe schwächt und sein Wesen verändert
- wer durch das Trinken sich selbst und seine Umwelt schädigt und seine Beziehung zu seinen Mitmenschen stört.

Eine Alkoholabhängigkeit schränkt die Therapiefähigkeit der Essstörung ein, deshalb sollte möglicherweise zunächst die Suchterkrankung vor einer Therapie der Essstörung ambulant oder stationär behandelt werden. Die beste Lösung: Die Betroffenen und ihre Familie finden ein Zentrum, das auf beide Krankheitsbilder spezialisiert ist.

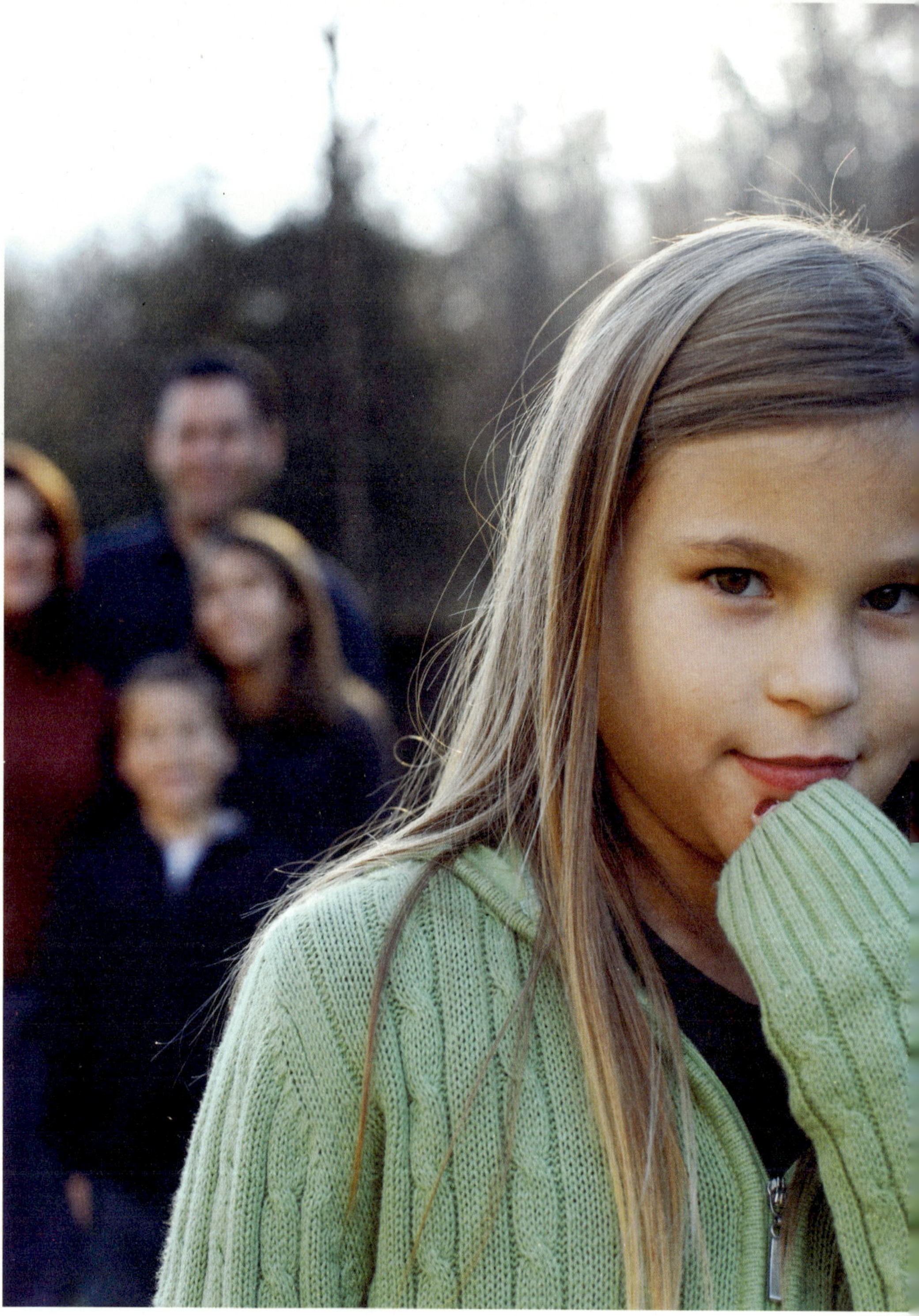

ESSSTÖRUNGEN VORBEUGEN

Essstörungen kann man nicht verhindern. Aber Eltern und Lehrer können Kinder und Jugendliche dabei unterstützen, in der schwierigen Phase der Pubertät ihren Weg zu finden. Je kritischer die Teens Schönheitsidealen gegenüber eingestellt sind, je wohler sie sich in ihrer eigenen Haut fühlen und je selbstsicherer sie sind, desto besser sind sie gegen Essstörungen und andere psychische Erkrankungen gewappnet.

SCHUTZFAKTOREN STÄRKEN

Viele Mädchen – und auch Jungen – sind gerade mit Beginn der Pubertät unzufrieden mit ihrem Körper, fürchten um ihre Beliebtheit in der Klasse oder Clique, was stark vom Aussehen abhängig gemacht wird. Sie beneiden ihre vermeintlich hübscheren, schlankeren Freundinnen bzw. den straffen Körper von anderen Jungs und werden ihrerseits bewundert, wenn sie es geschafft haben, ein bisschen dünner oder muskulöser zu werden.

Die KiGGS-Studie (Kinder- und Jugendgesundheitssurvey) des Robert-Koch-Instituts offenbarte, dass über die Hälfte der 13- bis 14-Jährigen von sich selbst sagen, sie wären gerne schlanker. Eine weltweite Untersuchung zeigte auch für erwachsene Frauen, dass 90 von 100 Frauen etwas an ihrem Körper verändern möchten und dies keineswegs nur vorübergehende Gedanken sind.

Unzufriedenheit mit dem eigenen Körper gilt einer Übersichtsstudie zufolge als einer der stärksten Risikofaktoren für Essstörungen. Umgekehrt formuliert: Wer sich in seinem Körper wohlfühlt und mit seinem Aussehen zufrieden ist, entwickelt wahrscheinlich keine Essstörung. Will man Essstörungen vorbeugen, gilt es, Risikofaktoren zu verringern und gleichzeitig Schutzfaktoren zu stärken. Die Körperunzufriedenheit steht im Zusammenhang mit weiteren Einflussgrößen wie zum Beispiel: ständige Gewichtssorgen, regelmäßig gezügeltes Essverhalten (Diäten), Verinnerlichung des Schönheitsideals oder negative Stimmungen wie Ängste oder depressive Gefühle.

Während die Risikofaktoren durch Studien abgesichert sind, gibt es in der Forschung noch keine eindeutigen Belege für die schützenden Faktoren. Laut Bundeszentrale für gesundheitliche Aufklärung (BZgA) können folgende Umstände die Kinder vor einer Essstörung bewahren – Faktoren, auf die sich namhafte Experten einigen konnten:

- Stärkung des Selbstwertgefühls
- kritischer Umgang mit Medien und dem darin vermittelten Schönheitsideal
- Umgang mit negativen Gefühlen
- Entwicklung eines positiven Körpergefühls.

Weiterhin diskutieren Wissenschaftler folgende Ressourcen: Selbstständigkeit, Grenzen setzen, Genussfähigkeit, mit Konflikten umgehen sowie Misserfolge und Unsicherheit bewältigen können. Was heißt das für Sie, was heißt das für Ihre Familie? Folgende Tipps sind allgemein formuliert, und sicherlich ist es nicht immer leicht, sie mit Leben zu füllen. Sie entsprechen überwiegend der Erfahrung von Fachleuten, sind aber nicht unbedingt

INFO

Achtsam essen

Oft essen wir, ohne überhaupt zu bemerken, was wir da eigentlich essen. So sehr sind wir in Gedanken versunken. Oder wir hören Radio, gucken Fernsehen, spielen am Computer, unterhalten uns, lesen etwas – und essen nebenbei. Wir essen im Stehen, im Gehen oder beim Autofahren und bekommen nicht mit, was und wie viel wir gegessen haben. Es gelüstet uns nach mehr, auch wenn wir vielleicht schon satt sind. Ein achtsames Essen dagegen sorgt für mehr (Er-)Füllung.
Das Prinzip: **Wenn ich esse, esse ich.** Viele Achtsamkeits- oder Meditationskurse (z. B. MBSR-Kurse „Stressbewältigung durch Achtsamkeit", S. 150) beginnen mit der Rosinen-Übung. Selbst eine einzelne Rosine kann eine kulinarische Offenbarung sein!

Nehmen Sie sich eine Rosine und stellen Sie sich vor, Sie haben so etwas noch nie gesehen.

- Wie sieht sie aus, wie fühlt sie sich an, wie riecht sie?
- Erforschen Sie nun die Rosine mit dem Mund und mit der Zunge, ohne hineinzubeißen. Was fällt Ihnen alles auf?
- Beißen Sie hinein und fangen Sie langsam an zu kauen: Wie fest ist sie? Wie verändert sich ihre Beschaffenheit, wie verändert sich der Geschmack? Schmeckt es Ihnen?
- Schlucken Sie die Bissen hinunter. Spüren Sie noch irgendwelche Reste im Mund? Was macht die Zunge? Verändert sich das Aroma? Wie lange schmecken Sie noch etwas? Haben Sie Lust auf mehr?

durch Studien abgesichert. Aber vielleicht kann der eine oder andere Ratschlag Sie dazu anregen, etwas in Ihrem Alltag zu verändern. Wenn Sie einen konkreten Verdacht für eine Essstörung bei sich selbst, Ihrem Kind oder Partner haben (Warnhinweise, S. 12), lassen Sie sich von Fachleuten beraten.

Selbstwert stärken

Stärken Sie das Selbstvertrauen Ihres Kindes, indem Sie es für seine Fähigkeiten und Eigenschaften loben – auch ganz unabhängig von konkreten Leistungen. Gleichzeitig sollte das Loben nicht zum Reflex werden, sonst können Kinder das Lob und den Erfolg nicht mehr für sich verbuchen.

Vermitteln Sie Ihren Kindern das Gefühl, dass sie ihren eigenen Weg finden und gehen dürfen – auch wenn der von Ihren eigenen Vorstellungen abweicht. Zeigen Sie Ihren Kindern, dass auch Sie Fehler machen und nicht perfekt sind, das sollten Kinder wissen. Und ganz konkret: Machen Sie keine negativen Bemerkungen über das Äußere des Kindes, insbesondere, was das Gewicht angeht.

Gemeinsam essen

Leben Sie ein gesundes Essverhalten vor – mit geregelten Mahlzeiten und ohne Diäten. Essen sollte für die Familie Genuss und Gemeinschaft bedeuten. Gemeinsam essen, ausgewogen essen und regelmäßig essen: Das sind die Grundpfeiler einer im umfassenden Sinne gesunden Ernährung in der Familie. Das gemeinsame Essen kann noch erweitert werden um: gemeinsam einkaufen, gemeinsam zubereiten, gemeinsam den Tisch decken, gemeinsam abräumen. Kochen Sie nicht für die Kinder, sondern mit den Kindern! Denn Mithelfen macht vielen Kindern Spaß und sie lernen was dabei.

Hinterfragen Sie Ihre eigenen Essgewohnheiten: Welchen Stellenwert hat das Essen bei Ihnen selbst? Dient es zur Kompensation von unangenehmen Gefühlen, wie Stress, Ärger oder Angst? Versuchen Sie selbst, Ihr Essen zu kontrollieren, können Sie sich nur wenig gönnen? Und welchen Stellenwert hat das Essen in der Familie? Belohnen oder bestrafen Sie die Kinder mit Essen? Wird mit den Mahlzeiten Konflikten aus dem Weg gegangen, nach dem Motto: „Und jetzt ist alles wieder gut?"

Nehmen Sie sich Zeit zum Essen, essen Sie langsam und riechen, schmecken, fühlen, (be)achten Sie, was Sie essen. Versuchen Sie, eine „Anti-Diät-Haltung" zu entwickeln: Diäten sind in der Regel relativ wirkungslos, verstärken ein zwanghaftes Verhalten und können in eine Essstörung führen (s. auch bei „Esstörungen erklären", S. 55). Klären Sie Ihren Sohn, Ihre Tochter über die negativen Auswirkungen von Diäten auf.

Bewegung

Bewegung trägt dazu bei, dass Kinder sich in ihrer Haut wohl fühlen. Und regelmäßige körperliche Aktivität reduziert das

Risiko, dass Kinder und Jugendliche psychisch krank werden.

Kinder brauchen mehrmals am Tag Bewegung, vor allem nach sitzenden Tätigkeiten, also nach der Schule oder nach den Hausaufgaben. Schaffen Sie im Kinderzimmer möglichst Platz zum Toben und gehen Sie nachmittags mit Ihren Kindern raus: auf den Bolz- oder Spielplatz, ins Schwimmbad, in den Park oder in den Wald. Nutzen Sie das vielfältige Angebot der Sportvereine – es muss ja nicht immer Turnen, Handball oder Fußball sein.

VORSORGE FÜR JUGENDLICHE

Vorsorgeuntersuchungen werden von Teenagern zu wenig wahrgenommen, warnen Experten. So nimmt nur ein Drittel der Jugendlichen an der J1-Untersuchung teil, die zwischen 12 und 14 Jahren ansteht. Gerade diese späteren Untersuchungen (z. B. neben J1 auch U11 mit 9 bis 10 Jahren und J2 mit 16 bis 17 Jahren) sind aber wichtig, um psychische Auffälligkeiten frühzeitig zu entdecken.

Entspannung

Gut zwei Drittel der Kinder im Alter zwischen acht und zehn Jahren leiden mindestens einmal in der Woche unter Erschöpfung, wie eine Befragung der Universität Marburg zeigt. Auch Kinder brauchen Ruhepausen, Zeit zum Nichtstun, Zeit, die sie sich selbst einteilen können. Manche wollen in dieser Zeit schlafen, andere kuscheln, ein Buch lesen, alleine spielen oder sich im Garten verstecken. Sie können in Ihrer Familie feste Ruhezeiten einführen, zum Beispiel eine halbe Stunde nach dem Mittagessen.

Umgang mit Gefühlen

Bereits Kinder müssen lernen, mit Gefühlen umzugehen und diese nicht zu bewerten. Lernen, dass es angenehme und unangenehme Gefühle gibt und dass alle Gefühle wieder vorbeigehen, auch wenn man sich das nicht vorstellen kann. Gefühle aushalten und überhaupt Gefühle zu differenzieren ist nicht leicht. Was Eltern ihren Kindern auch vermitteln sollten: Dass sie ihren Gefühlen trauen können.

WAS TUT KINDERN GUT?

Weitere Tipps auf www.tutmirgut.net oder auf www.kindergesundheit-info.de – beides Portale der Bundeszentrale für gesundheitliche Aufklärung (BZgA), eine Behörde, die sich im Auftrag des Bundesministeriums für Gesundheit der Gesundheitsförderung vor allem von Kindern und Jugendlichen widmet. Für Jugendliche im Alter von 12 bis 18 Jahren ist das BZgA-Projekt „Gut drauf" (www.gutdrauf.net) gedacht, das sich an Multiplikatorinnen und Multiplikatoren richtet. Im Zentrum der bundesweiten Aktion steht ein integriertes Konzept für Ernährung, Bewegung und Stressregulation. Auch ein Präventionsprogramm ist angeschlossen – nämlich „BodyTalk", entwickelt vom Frankfurter Zentrum für Essstörungen und der Dove-Aktion „Für mehr Selbstwertgefühl".

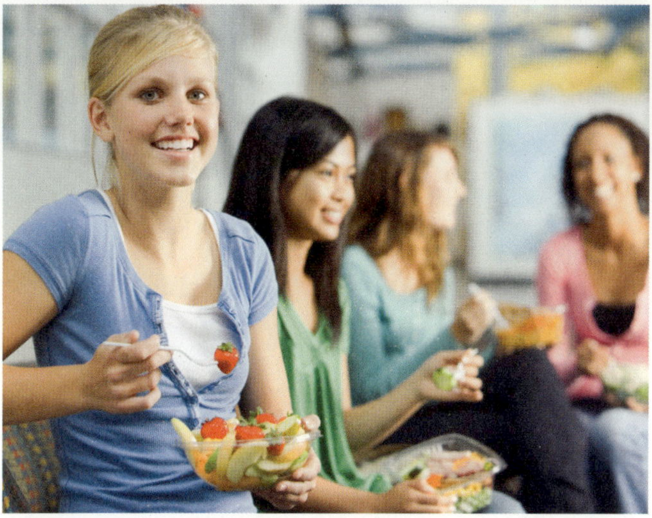

PRÄVENTION IN DER SCHULE

Gerade in der Schule gelten die Gesetze der „Peer-group", also der Gruppe der Gleichaltrigen. Die Mädchen und Jungs orientieren sich an ihren Mitschülerinnen und Mitschülern und vergleichen sich. Der soziale Druck, ein Hänseln und Mobben kann dazu führen, dass empfängliche Schülerinnen und Schüler in eine Essstörung geraten. Gut, wenn Eltern und Lehrer Symptome einer Essstörung frühzeitig erkennen und intervenieren (Sekundärprävention), noch besser, wenn es erst gar nicht zu einem essgestörten Verhalten kommt (Primärprävention).

Fachleute raten dazu, dass die primäre Prävention in Schulen sich nicht darauf beschränken sollte, einmalige Informationsveranstaltungen über Essstörungen anzubieten. Es hat sich in früheren Präventionskampagnen gezeigt, dass Wissen allein noch nicht bedeutet, dass die Jugendlichen ihre Einstellungen und ihr Verhalten verändern. Im Gegenteil: Es besteht der Verdacht, dass die Schülerinnen und Schüler ein essgestörtes Verhalten nachahmen könnten. Expertinnen und Experten empfehlen, längerfristige Programme für Eltern, Lehrer und Schüler anzubieten, die die persönlichen Ressourcen (s. oben Schutzfaktoren) stärken. Folgende Kriterien sollte ein Präventionsprogramm erfüllen.

Das Programm sollte ...

- ... mehrere Trainingseinheiten verteilt über mehrere Tage umfassen. Ein Tag reicht nicht!
- ... in einer Gruppe von Gleichaltrigen stattfinden und sich nicht nur an Einzelne richten.
- ... sich vor allem an die 11- bis 15-Jährigen (6., 7. und 8. Klasse) wenden, weil in diesem Alter die Gefahr groß ist, eine Essstörung zu entwickeln.
- ... auch Jungen integrieren, da auch sie an einer Essstörung erkranken können und gerade Jungs dazu neigen, Mädchen wegen ihrer Figur zu mobben. Allerdings ist es sinnvoll, einzelne Programmteile nach Geschlechtern getrennt abzuhalten.
- ... sollte nicht nur für Gymnasien, sondern für alle Schulformen geeignet sein, um alle sozialen Schichten zu erreichen. Es hat sich gezeigt, dass Bulimia nervosa

und die Binge-Eating-Störung deutlich häufiger an Gesamt- und Realschulen auftreten als an Gymnasien.

- ... sowohl Eltern als auch Lehrer einbeziehen.
- ... möglichst auf eine „Schocktherapie" verzichten, also keine Betroffene mit Essstörungen vorführen. Eine solche Begegnung lässt die Schülerinnen und Schüler oft hilflos zurück, die Gefahr einer Nachahmung ist gegeben.
- ... nicht allein auf Wissensvermittlung setzen, sondern auch spielerische, interaktive Elemente beinhalten (z. B. Diskussionen, Rollenspiele, Verhaltensübungen).

Als besonders wirksam hat sich beispielsweise die sogenannte dissonanzbasierte Methode erwiesen: Die Jugendlichen haben die Aufgabe, schriftlich oder mündlich Gegenargumente gegen den Schlankheitsdruck zu formulieren. Damit entsteht eine „kognitive Dissonanz" zu verinnerlichten Schlankheitswünschen, das heißt, Widersprüchlichkeiten tauchen auf, die zu neuen Einsichten führen können.

Nicht zuletzt sollte das Programm theoretisch fundiert und nicht nur „aus dem Bauch heraus" konzipiert sein. Es gibt viele verschiedene Präventionsprogramme (s. nebenstehend) – wenige haben eine wissenschaftliche Basis. Der Bedarf an Forschung ist groß: Viele Studien hinken methodisch und zeigen sehr heterogene Ergebnisse.

Expertinnen und Experten an der Universitätsmedizin Mainz haben die aktuelle Datenlage analysiert und das Programm „MaiStep – Mainzer Schultraining zur Essstörungsprävention" entwickelt. Es soll hier exemplarisch vorgestellt werden. Das Programm richtet sich an Schülerinnen und Schüler der 7. und 8. Klassen und besteht aus folgenden Modulen, die erlebnisorientiert und fantasievoll umgesetzt werden:

- Einführung: Wie fühlt sich Solidarität in der Klasse an? Was ist Achtsamkeit? Was sind Kompetenzen?
- Wa(h)re Schönheit?
- Mein Körper und ich: Was tut mir gut? Mit Übungen zur Körperwahrnehmung.
- Umgang mit Gefühlen: Wo sind „Tankstellen", wenn es mir schlecht geht?
- Wie kann man Konfliktsituationen bewältigen? Wie soll ich mich z. B. verhalten, wenn ich Stress mit der Freundin habe?

Bei mehreren Modulen ist die dissonanzbasierte Methode (s. oben) einbezogen – wobei eine Dissonanz vor allem durch den Kontrast zwischen „wen finde ich schön?" und „wen finde ich sympathisch?" entsteht. Die Mädchen und Jungen diskutieren beispielsweise über Schönheitsideale anhand eines Videos, das zeigt, wie aus einem ganz normalen Mädchen- oder Jungengesicht mittels Kosmetik und Fotobearbeitung eine perfekte Werbeschönheit wird. Die Jugendlichen sollen durch das Programm Fähigkeiten und Strategien erlernen, um für schwierige Ereignisse und Situationen rund um die Themen Essen, Aussehen, Figur und Gewicht gerüstet zu sein. Eine verbesserte Wahrnehmung und Akzeptanz des eigenen Körpers ist ein weiteres Ziel.

Die wissenschaftliche Auswertung des Programms hat gezeigt, dass die Jugendlichen, die an MaiStep teilgenommen haben, in den folgenden zwölf Monaten seltener Symptome einer Essstörung aufweisen und weniger nach Schlankheit streben als Jugendliche, die bei Programmen zur Suchtprävention dabei waren. Und zwar unabhängig davon, ob die Programmleiter Experten oder Lehrkräfte waren. Auf welchen einzelnen Bausteinen des Programms dieser Erfolg zurückzuführen ist, wird zurzeit untersucht.

Wenn ein Verdacht besteht

Ein Präventionsprogramm sollte auch immer diejenigen Mädchen und Jungs herausfiltern, die bereits Symptome einer Essstörung zeigen, und ihnen eine Beratung bzw. Therapie anbieten (Sekundärprävention). Generell gilt: Wenn ein konkreter Verdacht besteht, sollte die Lehrerin, der Lehrer das Gespräch mit der betreffenden Schülerin, dem Schüler suchen (weitere Tipps im Kasten „Für Lehrer und Lehrerinnen", S. 16). Im Idealfall erarbeitet die Schule einen „Strategieplan Essstörungen". Darin sollte festgelegt werden, bei welchen Verhaltensänderungen die Lehrkräfte wie reagieren bzw. zu welchen Einrichtungen sie Kontakt aufnehmen können. Das Konzept kann regelmäßige Informationsveranstaltungen und Elternabende vorsehen.

HILFE ZUR PRÄVENTION

Hier finden Sie Programme zur Prävention von Essstörungen: www.bzga-essstoerungen.de, nach Postleitzahlen geordnet und ohne Anspruch auf Vollständigkeit. Und so erreichen Sie MaiStep: maistep@unimedizin mainz.de.

Weitere Programme, die wissenschaftlich untersucht sind: PriMa („Primärprävention Magersucht" für Mädchen, 6. Klasse), TOPP („Teenager ohne pfundige Probleme" für Jungs zur Vorbeugung von Bewegungsmangel und Übergewicht, 6. Klasse) und Torera (Bulimie, Essanfälle, Übergewicht, 7. Klasse), sie werden in Thüringen und Baden-Württemberg angeboten.

INFO **Sprache**

Die Mehrzahl der magersüchtigen und bulimiekranken Menschen sind Mädchen und Frauen. Dieser Tatsache ist es geschuldet, dass wir nicht an jeder Stelle sprachlich beide Geschlechter berücksichtigt haben – Jungen und Männer sind als Betroffene aber immer mit gemeint. Ähnliches gilt , wenn es um die Angehörigen geht: Ist von der Familie oder von den Eltern die Rede, trifft das in den meisten Fällen auch auf eine feste Beziehung zu, in der einer der Partner an einer Essstörung leidet.

LITERATUR

Wissenschaftliche Literatur

- Berger, U.: **Primärprävention bei Essstörungen.** In: Psychotherapeut Band 51, Nr. 3 (2006), S. 187–196.

- Friederich, H.-C.; Herzog, W.; Schauenburg, H.; Wild, B.; Zipfel, S.: **Fokale psychodynamische Psychotherapie der Anorexia nervosa.** Ein Behandlungsmanual, in: Psychotherapeut Band 54 Nr. 4 (2009), S. 270–280

- Hagenah, U.: **Stigmatisierung bei Essstörungen und Übergewicht.** In: Groß, D.; Müller, S.; Steinmetzer, J. (Hrsg.): Normal – anders – krank? Akzeptanz, Stigmatisierung und Pathologisierung im Kontext der Medizin. Berlin, Medizinisch wissenschaftliche Verlagsgesellschaft, 2008

- Herpertz, S.; Herpertz-Dahlmann, B.; Fichter, M.; Tuschen-Caffier, B.; Zeeck, A. (Hrsg.): **S3-Leitlinie Diagnostik und Behandlung der Essstörungen**, Berlin/Heidelberg/New York, Springer-Verlag, 2011.

- Herpertz, S.; de Zwaan, M.; Zipfel, S. (Hrsg.): **Handbuch Essstörungen und Adipositas**, Berlin/Heidelberg/New York, Springer-Verlag, 2008

- Herpertz-Dahlmann, B.; Resch, F.; Schulte-Markwort, M.; Warnke, A. (Hrsg.): **Entwicklungspsychiatrie. Biopsychologische Grundlagen und die Entwicklung psychischer Störungen**, 2. vollst. überarbeitete und erweiterte Auflage, Stuttgart, Schattauer, 2007.

- Hilbert, A.; Tuschen-Caffier, B.: **Essanfälle und Adipositas.** Ein Manual zur kognitiv-behavioralen Therapie der Binge-Eating-Störung, Göttingen u.a., Hogrefe, 2010

- Kirbisch, Jessica: **Masterarbeit Qualitative Interviews mit Geschwistern.** Katholische Hochschule Nordrhein-Westfalen, Abteilung Aachen, unter Prof. D. Johannes Jungbauer.

- Shaw, H.; Stice, E.; Black Becker, C.: **Preventing Eating Disorders.** In: Child & Adolescent Psychiatric Clinics of North America, Band 18, Nr. 1 (2009), S. 199–207.

- de Zwaan, M.; Herpertz-Dahlmann, B.: Therapie psychischer Erkrankungen. In: Vorderholzer, U.; Hohagen, F. (Hrsg.), State of the Art 2011/2012, 7. Auflage, München/Jena, Urban & Fischer/Elsevier, 2011

Weitere Literatur

- Arbeitskreis Ess-Störungen Köln, Gesundheitsamt Köln (Hrsg.): Iss was!? Informationen und Hilfsangebote in Köln zum Thema Ess-Störungen, kostenlos beim Gesundheitsamt Köln, Tel. 0 221/221–24 578, silvia.clever@stadt-koeln.de
- Baeck, S.: Essstörungen. Was Eltern und Lehrer tun können, Bonn, Balance, 2007
- Bays, Jan Chozen: Achtsam essen. Vergiss alle Diäten und entdecke die Weisheit deines Körpers, Freiamt, Arbor, 2009
- Bundesfachverband Essstörungen (Hrsg.): Essstörungen. Ursachen und Risikofaktoren – Hilfe und Unterstützung. München, Compact, 2008
- Bundesministerium für Familie, Senioren, Frauen und Jugend (Hrsg.): Gegen Verherrlichung von Essstörungen im Internet. Ein Ratgeber für Eltern, Fachkräfte und Provider, Berlin, 2020, Publikationsversand der Bundesregierung, Tel. 01 805/778 090, publikationen@bundesregierung.de
- Bundeszentrale für gesundheitliche Aufklärung (Hrsg.): Leben hat Gewicht. Fachtagung zum Thema Essstörungen am 12. und 13. Februar 2009 in Berlin. Tagungsdokumentation, Köln 2010, kostenlos zu bestellen per Mail order@bzga.de oder per Post BZgA, 51101 Köln
- Bundeszentrale für gesundheitliche Aufklärung (Hrsg.): Empfehlungen zur integrierten Versorgung bei Essstörungen, herunterzuladen oder kostenlos zu bestellen auf www.bzga-essstoerungen.de oder per Mail oder@bzga.de oder per Post BZgA, 51101 Köln
- Bundeszentrale für gesundheitliche Aufklärung (Hrsg.): Essstörungen – Leitfaden für Eltern, Angehörige, Lehrkräfte, 2010, herunterzuladen oder kostenlos zu bestellen auf www.bzga-essstoerungen.de oder per Mail oder@bzga.de oder per Post BZgA, 51101 Köln
- Bundeszentrale für gesundheitliche Aufklärung (Hrsg.): Tut Kindern gut! Ernährung, Bewegung, Entspannung, herunterzuladen oder kostenlos zu bestellen auf www.bzga.de oder per Mail oder@bzga.de oder per Post BZgA, 51101 Köln
- Bundeszentrale für gesundheitliche Aufklärung (Hrsg.): Übergewicht bei Kindern und Jugendlichen. So finden Sie ein gutes Programm. Ein Leitfaden für Eltern und Erziehende, herunterzuladen oder kostenlos zu bestellen auf www.bzga.de oder per Mail oder@bzga.de oder per Post BZgA, 51101 Köln
- Bundeszentrale für gesundheitliche Aufklärung (Hrsg.): Essgestört? Übergewichtig? So findest du Hilfe, herunterzuladen oder kostenlos zu bestellen auf www.bzga.de oder per Mail order@bzga.de oder per Post BZgA, 51101 Köln
- Fairburn, C.G.: Ess-Attacken stoppen. Ein Selbsthilfeprogramm, Berlin, Huber, 2006
- Fairfield, L.: Du musst dünn sein: Anna, Tyranna und der Kampf ums Essen, Ostfildern, Patmos, 2011

- Fichter, M.: **Magersucht und Bulimie**. Mut für Betroffene, Angehörige und Freunde, 2. aktualisierte Auflage, Basel u. a., Karger, 2009

- Gerlinghoff, M.; Bachmund, H.: **Essen will gelernt sein**. Ein Arbeits- und Rezeptbuch, Weinheim und Basel, Beltz, 2003

- Hebebrand, J.: **Irrtum Übergewicht**, München, Zabert Sandmann 2008

- Hohagen, F.; Nesseler, Th. (Hrsg.): **Wenn Geist und Seele streiken**. Handbuch psychischer Gesundheit, München, Südwest, 2006

- Kunze, R.: **„Ich bin müde, kraftlos und herzleer"**. Wie Mütter die Magersucht und Bulimie ihrer Töchter erleben und bewältigen, Weinheim und Basel, Beltz, 2006

- Munsch, S.: **Das Leben verschlingen?** Hilfe für Betroffene mit Binge-Eating-Störung (Essanfällen) und deren Angehörige. Mit Online-Materialien, 2. überarbeitete Auflage, Weinheim und Basel, Beltz, 2011

- Nationale Kontakt- und Informationsstelle zur Anregung und Unterstützung von Selbsthilfegruppen (NAKOS): **Selbsthilfeunterstützung bei psychogenen Essstörungen**. Anregungen für die Selbsthilfeunterstützungsarbeit, Berlin, 2009

- Robert-Koch-Institut (Hrsg.): **Erste Ergebnisse der KiGGS-Studie zur Gesundheit von Kindern und Jugendlichen in Deutschland**, Berlin, 2006, herunterzuladen auf www.kiggs.de

- Schmidt, U.; Treasure, J.: **Die Bulimie besiegen**. Ein Selbsthilfe-Programm, 8. unveränderte Auflage, Weinheim und Basel, Beltz, 2011

- Verbraucherzentrale NRW (Hrsg.): **Psychotherapie**. Angebote sinnvoll nutzen, Düsseldorf, 2010

- Wunderer, E.; Schnebel, A.: **Interdisziplinäre Essstörungstherapie**. Psychotherapie, Medizinische Behandlung, Sozialpädagogische Begleitung, Ernährungstherapie, Weinheim und Basel, Beltz, 2008

- Staatsinstitut für Schulqualität und Bildungsforschung München (Hrsg.): **Prävention von Ess-Störungen in der Schule**, München, 2005, Tel. 0 89/21 70– 21 01, www.isb.bayern.de

- Stiftung Warentest (Hrsg.): **Handbuch Medikamente**, 8., akt. Auflage, Berlin, 2010, Medikamente im Internet: www.medikamente-im-test.de

- Stiftung Warentest (Hrsg.): **Handbuch Rezeptfreie Medikamente**, 4. Auflage, Berlin, 2011, Medikamente im Internet: www.medikamente-im-test.de

- Stiftung Warentest (Hrsg.): **Ängste überwinden**, 2. akt. Auflage, Berlin, 2010

- Stiftung Warentest (Hrsg.): **Depressionen überwinden**, 6. überarbeitete Auflage, Berlin, 2012

ADRESSEN

Einrichtungen, Fachgesellschaften, Beratung
(weitere Beratungsstellen im Bundesgebiet auf www.dick-und-duenn-berlin.de, unter Service und Downloads)

- **Anad e.V.**
Therapeutische Wohngruppen
Poccistr. 5
80336 München
Tel. 0 89/21 99 73–0
Fax 0 89/21 99 73–23
kontakt@anad.de
www.anad.de

- **Beratungsstelle im Therapienetz Essstörung e.V.**
Sonnenstr. 2
80331 München
Tel. 0 89/7 20 13 67 80
Fax 0 89/72 01 36 78 11
beratung@therapienetz-essstoerung.de
www.therapienetz-essstoerung.de

- **Berufsverband Deutscher Psychologinnen und Psychologen (BDP) e.V.**
Am Köllnischen Park 2
10179 Berlin
Tel. 0 30/2 09 16 66 00
Fax 0 30/2 09 16 66 80
info@bdp-verband.de
www.bdp-verband.de

- **Berufsverband für Kinder- und Jugendpsychiatrie, Psychosomatik und Psychotherapie in Deutschland e.V. (BKJPP)**
Von-der-Leyen-Str. 21
51069 Köln
Tel. 02 21/16 91 84 23
Fax 02 21/16 91 84 22
mail@bkjpp.de
www.bkjpp.de

- **Bundesfachverband Essstörungen (BFE) e.V.**
Verband der Einrichtungen im Essstörungsbereich
Pilotystr. 6
80538 München
Tel. 01 51/58 85 07 64
Fax 0 89/21 99 73 23
bfe-essstoerungen@gmx.de
www.bundesfachverbandessstoerungen.de

- **Bundeszentrale für gesundheitliche Aufklärung (BZgA)**
Ostmerheimer Str. 220
51109 Köln
www.bzga.de
Tel. 02 21/89 92–0
Fax 02 21/89 92–300
- Informationen zu Essstörungen unter: www.bzga-essstoerungen.de
- Telefonberatung der BZgA zu Essstörungen: 02 21/89 20 31
Mo bis Do 10 bis 22 Uhr, Fr bis So 10 bis 18 Uhr
- Materialien zu bestellen bei: BZgA, 51101 Köln oder unter www.bzga.de
- Hier können Jugendliche 12–20 Jahre) ihr Essverhalten analysieren lassen: www.bodycheck.bzga.de.

- **Deutsche Gesellschaft für Essstörungen (DGESS) e.V.**, www.dgess.de

- **Gesellschaft für Kinder- und Jugendpsychiatrie, Psychosomatik, Psychotherapie**
Reinhardtstr. 14
10117 Berlin
Tel. 0 30/2 40 47 72 20
Fax 0 30/2 40 47 72 29
geschaeftsstelle@dgkjp.de
www.dgkjp.de

- **Deutsche Gesellschaft Zwangserkrankungen e.V.**
Postfach 70 23 34
22023 Hamburg
Tel. 0 40/68 91 37 00
Fax 0 40/68 91 37 02
zwang@t-online.de
www.zwaenge.de

- **Deutsche Hauptstelle für Suchtfragen (DHS) e.V.**
Westenwall 4
59065 Hamm
Tel. 0 23 81/90 15–0
Fax 0 23 81/90 15 30
info@dhs.de
www.dhs.de

- **Dick & Dünn e.V.**
Beratungszentrum bei Ess-Störungen
Innsbrucker Str. 37
10825 Berlin
Tel. 0 30/8 54 49 94
Fax 0 30/8 54 84 42
info@dick-duenn-berlin.de
www.dick-duenn-berlin.de

- **Frankfurter Zentrum für Essstörungen**
Hansaallee 18
60322 Frankfurt
Tel. 0 69/55 73 62
Fax 0 69/5 96 17 23
Telefonberatung: Tel. 0 69/55 01 76
Online-Beratung: www.essfrust.de
www.essstoerungen-frankfurt.de

- **Kabera e.V.**
Beratung und Behandlung bei Essstörungen
Goethestr. 31
34119 Kassel
Tel. 05 61/7 01 33 10
Fax: 05 61/7 01 33 22
kabera@t-online.de
www.kabera.de

- **MBSR-Verband**
Mindfulness-Based Stress Reduction
Stressbewältigung durch Achtsamkeit
Muthesius-Str. 6
12163 Berlin
Tel. 0 30/79 70 11 04
Fax 0 30/79 70 28 86
kontakt@mbsr-verband.org
www.mbsr-verband.org

- **neuhland e.V.**
Nikolsburger Platz 6
10717 Berlin
Tel. 0 30/8 73 01 11
Fax 0 30/4 17 28 39 19
post@neuhland.de
www.neuhland.de
(Schwerpunkte: Suizidgefährdung, sexueller Missbrauch, Trauma)

- **Psychotherapie-Informations-Dienst (PID)**
Am Köllnischen Park 2
10179 Berlin
Tel. 030/2 09 16 63 30
pid@dpa-bdp.de

- **Stiftung Deutsche Depressionshilfe**
Semmelweisstr. 10
04103 Leipzig
Tel. 03 41/97–2 44 93
Fax 03 41/97–2 45 99
info@deutsche-depressionshilfe.de
www.deutsche-depressionshilfe.de

- **Telefonseelsorge**: Tel. 0 800/111 0 111, 0 800/111 0 222 (kostenlos, anonym)

- **Therapienetz Essstörung**
Sonnenstr. 2
80331 München
Tel. 0 89/72 01 36 78–8
Fax 0 89/72 01 36 78–9
info@therapienetz-essstoerung.de
www.therapienetz-essstoerung.de

Beratung im Internet

- www.ab-server.de
- www.anad.de
- www.cinderella-rat-bei-essstoerungen.de
- www.dick-und-duenn-berlin.de
- www.essfrust.de
- www.ess-stoerungen.net
- www.hungrig-online.de (darunter auch: www.binge-eating-online.de, www.adipositas-online.info, www.bulimie-online.de, www.magersucht-online.de)
- www.magersucht.de
- www.proyouth.eu (von der EU gefördertes Projekt, in Deutschland betreut von der Forschungsstelle für Psychotherapie am Universitätsklinikum Heidelberg)

Psychotherapeuten suchen

- www.bptk.de/service/therapeutensuche.html (Bundespsychotherapeutenkammer)
- www.bundesfachverbandessstoerungen.de (Bundes Fachverband Essstörungen e.V.)
- www.hilfe-essstoerungen.de (Bundeszentrale für gesundheitliche Aufklärung, BZgA)
- www.kbv.de/arztsuche (Kassenärztliche Bundesvereinigung)
- www.psych-info.de (Psychotherapeuten-Suchdienst verschiedener Psychotherapeutenkammern)
- www.psychotherapiesuche.de (Psychotherapie-Informations-Dienst, PID, der Deutschen Psychologischen Akademie)

REGISTER

Stiftung Warentest

IMPRESSUM

Stiftung Warentest
Lützowplatz 11–13
10785 Berlin
Telefon 0 30/26 31–0
Fax 0 30/26 31–25 25
www.test.de
email@stiftung-warentest.de

USt.-IdNr.: DE136725570

Vorstand: Hubertus Primus
Weiteres Mitglied der Geschäftsleitung:
Dr. Holger Brackemann
(Bereichsleiter Untersuchungen)

Programmleitung: Niclas Dewitz
Autorin: Anke Nolte, Berlin
Projektleitung/Lektorat: Christiane Hefendehl
Korrektorat: Hartmut Schönfuß
Fachliche Unterstützung: Prof. Dr. Beate Herpertz-Dahlmann, Aachen; Sylvia Baeck, Berlin; Arne Bürger, Mainz; Priv.-Doz. Dr. Hans-Christoph Friederich, Heidelberg; Prof. Dr. Gerd Glaeske, Bremen
Titelentwurf: Susann Unger, Berlin
Layout: Pauline Schimmelpenninck Büro für Gestaltung, Berlin
Grafik, Satz, Bildredaktion: Anne-Katrin Körbi
Bildnachweis: thinkstockphotos
4. US: getty images/Sabine Fritsch
Innenteil: Ostkreuz: S. 6 Linn Schröder
Thinkstockphotos: S. 5 Jupiterimages, S. 22, James Woodson, S. 35, S. 59 Jupiterimages, S. 62 Medioimages/Photodisc, S. 65, S. 72 Comstock, S. 77 Pixland, S. 78, S. 85, S. 107 Stockbyte, S. 111, S. 119, S. 124, S. 128 Jupiterimages, S. 130, S. 134 Jupiterimages, S. 141 George Doyle, S. 142, S. 147
Gettyimages: S. 43, Image Source, S. 54 Peter Dazeley, S. 66 Francis Hammond, S. 89 Insy Shah, S. 98 Tetra Images
Picture-Alliance: S. 101 Mascha Brichta
Plainpicture: S. 11 Achim Sass
Corbis: S. 28 Tomas Rodriguez

Produktion: Vera Göring
Verlagsherstellung: Rita Brosius (Ltg.), Susanne Beeh
Litho: tiff.any, Berlin
Druck: AZ Druck und Datentechnik GmbH, Berlin/Kempten

ISBN: 978-3-86851-126-0